［板倉式］新装版

薬を使わず LDL（悪玉）コレステ[illegible]ル 中性脂肪を 自力で下げる

食べ方実践ガイド

高脂血症博士

ズバリ

主婦の友社

コレステロールが
多い食べ物はどれ？

コレステロールが多く、気をつけたい食品は、鶏卵やたらこ、いくらなどの魚卵、ししゃもなどまるごと食べられる小魚、レバーなどです。またマヨネーズなどの卵を使った加工食品、卵と牛乳、生クリームを組み合わせたケーキ類も注意が必要です。こうした食品は、１回に食べる量を少なくしたり、食べる回数を減らすようにしましょう。

答えは61ページ

コレステロールが少ない食べ物はどれ？

コレステロールは動物の体内に多く存在する一方で、植物にはほとんどといっていいほど含まれていません。そのため、穀類、いも、豆、ナッツ類、野菜、果物、きのこ、海藻など、植物性の食品にはまったく含まれていないか、含んでいてもごくわずかです。植物性の食品には、さらにコレステロールを下げる働きのある栄養成分が数多く含まれているものもあります。

答えは63ページ

コレステロール・
中性脂肪が増えると、
動脈硬化が
おきやすくなる

日本人のコレステロール値が高くなったのは、食生活が欧米化し、炭水化物の摂取量が減って脂質の摂取量が増えだしたことが大きな要因です。肝臓の中性脂肪やコレステロールの合成がふえてしまうと、結果的に血栓ができやすくなります。動脈に血栓ができると動脈を塞いでしまうため、重大な血管の病気を引き起こしてしまいます。コレステロールと中性脂肪がふえすぎることは何としても防がなければならないのです。

詳細は78ページ

心臓病、脳卒中を引き起こす動脈硬化とはどのような状態か

動脈とは、心臓から勢いよく送り出される血液を全身に運ぶ役割を持つ血管で、本来は弾力に富んでいます。ところが、長い間使われ続けているうちに老化し、しだいに弾力を失い、かたくもろくなっていきます。これが動脈硬化です。動脈硬化を起こし、傷ついた血管壁から、酸化して変性したＬＤＬコレステロールが入って蓄積し、血管のこぶをつくります。この血管のこぶをプラークといい、プラークが破裂して血栓ができ、動脈を塞いでしまうのです。

詳細は166ページ

メタボリックシンドロームが
危険だといわれる理由

40歳以上の男性の実に2人に1人、女性の5人に1人がメタボリックシンドロームかその予備軍だといわれています。メタボリックシンドロームとは内臓脂肪症候群とも呼ばれています。内臓脂肪型肥満の状態を放っておくと、肥満、高血圧、脂質異常症、糖尿病などの生活習慣病が進行し、心筋梗塞や脳梗塞、神経障害・網膜症・腎障害などの重大な病気を起こしかねません。

詳細は178ページ

血中のコレステロールを下げる食事の基本

中性脂肪とコレステロールを減らすには、どのような食事をすればよいのでしょうか。脂質を改善するための食事のポイントとは、１日の摂取エネルギーのうち、炭水化物60％、タンパク質15〜20％、脂質20〜25％のバランスでとり、コレステロールの摂取量を１日２００ｇ未満に抑え、野菜や果物をとることです。

詳細は82ページ

コレステロールを下げる調理テクニックと食材

肉を選ぶのであれば、バラ肉やひき肉をやめてヒレ肉やもも肉を選択します。脂肪の多い加工肉も避けましょう。調理法でいえば、同じ野菜炒めでも生からではなく、湯がいてから炒めると少量の油でも火が通りやすくなります。ムニエルやソテーにすれば、油の摂取量が少なくなります。揚げ物では、天ぷらやフライといった衣の厚い揚げ物よりも、から揚げ、素揚げのほうが吸収率が少なくなります。

詳細は84ページ

健康診断などで
コレステロールや中性脂肪の値に
問題があるといわれて、
「何から手をつけていいかわからない」という人は、
まずは食事を見直してみましょう。

コレステロールクイズ　どちらが正しい？

この本を手にとった方は、程度の差はあれ「コレステロール」「中性脂肪」に関心を持っている方だと思います。では、あなたのコレステロール知識はどれくらいでしょうか？　題して「コレステロールが気になる人におすすめなのはどっち？クイズ」。このクイズを「かんたん」と思われた方は、ステップ1はスルーして次の段階に進んでもよいでしょう。

クイズ1　洋食と和食、どちらがおすすめ？

クイズ2　うな重とヒレステーキ、どちらがおすすめ？

クイズ3　焼き鳥、レバーとねぎま、どちらがおすすめ？

クイズ4　揚げ物、フライとから揚げ、どちらがおすすめ？

クイズ5　丼もの、カツ丼とまぐろ丼、どちらがおすすめ？

クイズ6　ラーメンとタンメン、おすすめはどちら？

クイズ7　定食、プラスしたいのは野菜、それともゆで卵？

クイズ8　デザートのおすすめは和菓子、それとも洋菓子？

クイズの答

クイズ1 洋食と和食、どちらがおすすめ?

和食の定食がおすすめです
→くわしくは30ページへ

クイズ2 うな重とヒレステーキ、どちらがおすすめ?

ヒレステーキのほうがコレステロールは少ないのです!
→くわしくは32ページへ

クイズ3 焼き鳥、レバーとねぎま、どちらがおすすめ?

ねぎまがおすすめ
→くわしくは34ページへ

クイズ4 揚げ物、フライとから揚げ、どちらがおすすめ?

から揚げをすすめます
→くわしくは36ページへ

クイズ5 丼もの、カツ丼とまぐろ丼、どちらがおすすめ?

まぐろ丼がおすすめです
→くわしくは38ページへ

クイズ6 ラーメンとタンメン、おすすめはどちら?

タンメンです
→くわしくは40ページへ

クイズ7 定食、プラスしたいのは野菜、それともゆで卵?

野菜の小鉢をプラス
→くわしくは42ページへ

クイズ8 デザートのおすすめは和菓子、それとも洋菓子?

ここは和菓子で
→くわしくは44ページへ

コレステロール値を下げるために
有効な栄養素は何か、食材はどれか、
どのような料理にして食べれば効果的か……。
コレステロール値を下げる
調理のテクニックも含め、具体的に紹介します。

目次

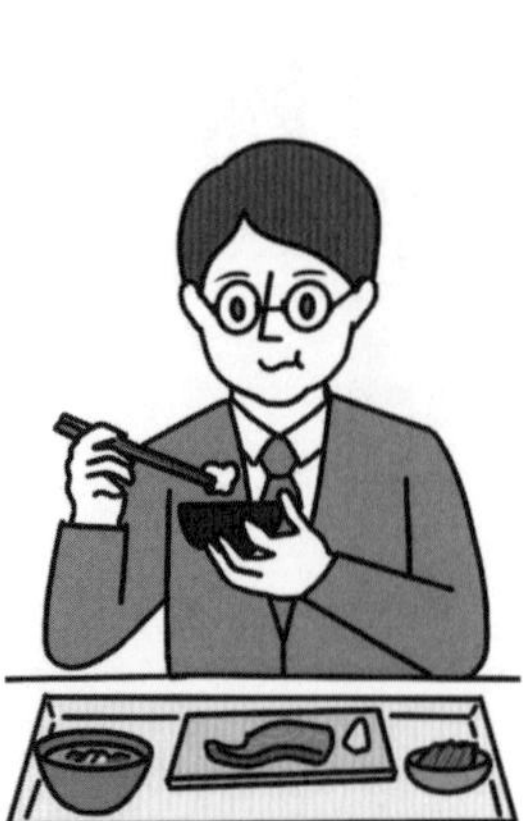

PART3 〈ステップ3〉

【調理と食材】コレステロールをぐんと減らせるちょっとしたコツ

Staff
装丁デザイン／若松 綾（digical）
本文デザイン／若松 綾　高橋秀哉　高橋芳枝
イラスト／高橋枝里
編集協力／日下部和恵　吉田 宏
校正／内藤久美子
編集／田川哲史（主婦の友社）　長岡春夫
編集担当／天野隆志（主婦の友社）

ステップ1

【外食】するときはここに気をつければ コレステロールは改善します

PART1

健康診断などでコレステロールや中性脂肪の値に問題があるといわれて、「何から手をつけていいかわからない」という人は、まずは外食を見直してみましょう。勤め人などでランチは外食という人は、お店やメニューの選び方を見直すだけなら、それほど大変ではないのではないでしょうか。ランチの1食だけでも見直してみましょう。

外食で気をつけたい
高エネルギーメニュー20

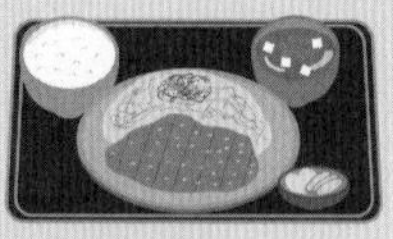

		kcal
1	とんカツ(ロース)定食	1230
2	サーロインステーキランチ	1220
3	カキフライランチ	1210
4	ビーフシチューランチ	1100
5	ポークカレー	1020
6	ミックスドリア	980
7	ミックスフライ弁当	970
8	カツカレー	970
9	ハンバーグステーキランチ	970
10	ラザニア	960

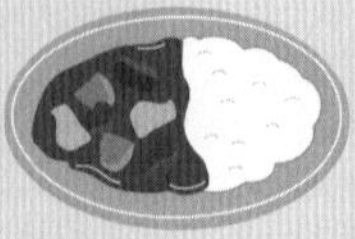

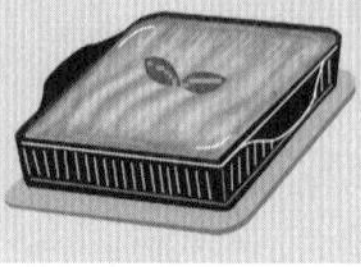

『食品・料理のコレステロール量早わかりハンドブック』（主婦の友社）より

		kcal
11	ビーフカレー	960
12	ちらしずし（特上）	950
13	スパゲッティミートソース	940
14	カツ丼	930
15	さばのみそ煮定食	900
16	豚肉のしょうが焼き定食	900
17	五目そば	890
18	レバにら炒め定食	890
19	オムライス	860
20	えびフライランチ	860

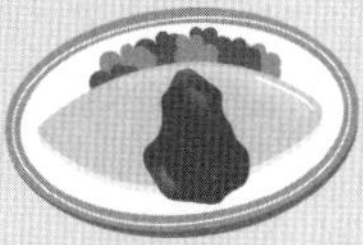

外食で気をつけたい
高コレステロールメニュー20

		コレステロール含有量 mg
1	かに玉定食	495
2	天津麺	436
3	天津丼	431
4	オムライス	379
5	ハンバーグステーキランチ	320
6	シーフードリゾット	317
7	ミックスピラフ	308
8	ミックスドリア	305
9	スパゲッティカルボナーラ	297
10	八宝菜定食	287

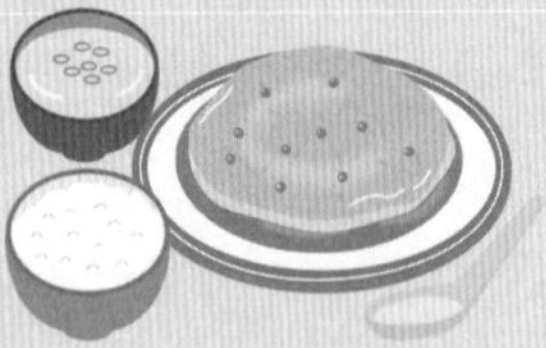

『食品・料理のコレステロール量早わかりハンドブック』（主婦の友社）より

		mg
11	カキフライランチ	285
12	鍋焼きうどん	283
13	カツ丼	262
14	えびピラフ	262
15	親子丼	259
16	チキンピラフ	255
17	五目チャーハン（スープつき）	254
18	えびドリア	253
19	カルビクッパ	246
20	にぎりずし（上）	244

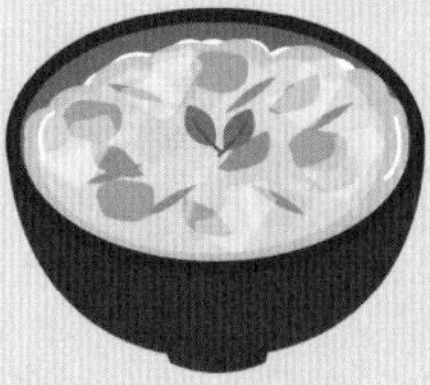

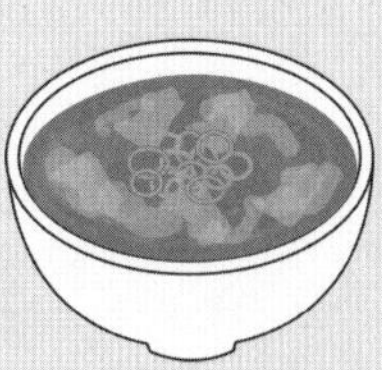

❶ 洋食と和食なら和食のほうが安心

今日のランチは何にしようか……。洋食にしようか和食にするか、ランチはだいたい外食という人も多いと思います。コレステロールが気になるとき、何から見直せばよいのでしょうか？

おすすめしたいメニューはずばり和食の定食です。和食はユネスコ無形文化遺産に登録されたほどの世界的な健康食。和食にはコレステロールを下げる働きのある食品が多い、動物性脂肪が少ない、全体に低カロリーなどさまざまなメリットがあります。コレステロールを減らす料理についてはステップ3にくわしく解説してあります。ここでは「やっぱり和食がいい」とだけ、覚えておいてください。

ただし、行きつけの店が決まっていて、そこで毎日同じような和食を食べるような外食のしかたでは、いくら和食が健康的でも、食材が偏りがちになり、栄養バランスが悪くなってしまいます。和食にも脂肪過多の料理はありますし、塩分が多めの料理も多くあります。ご飯を大盛りで食べていると、糖質の過剰摂取となり中性脂肪が上昇してしまいます。

洋食と和食なら和食を選ぼう

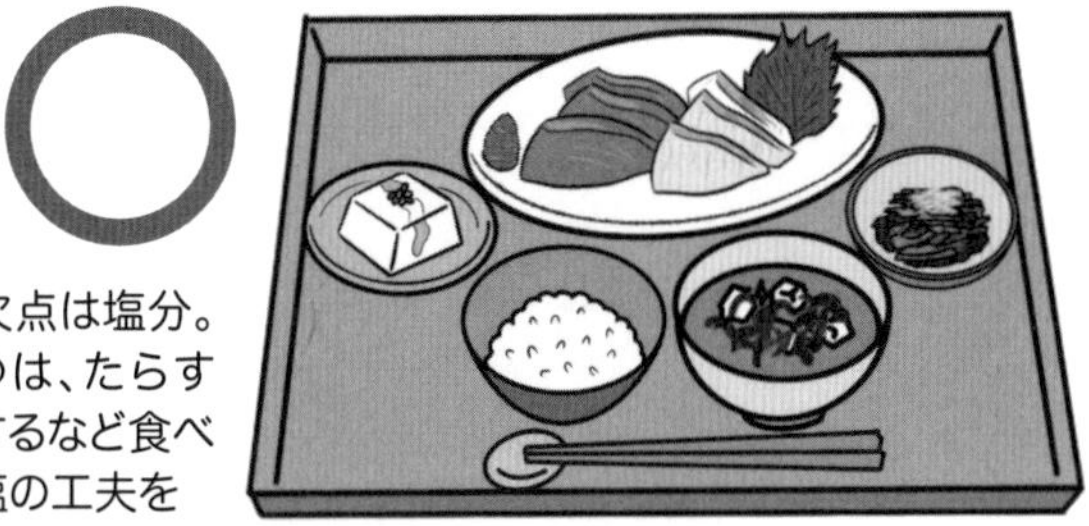

和食の欠点は塩分。しょうゆは、たらす程度にするなど食べ方に減塩の工夫を

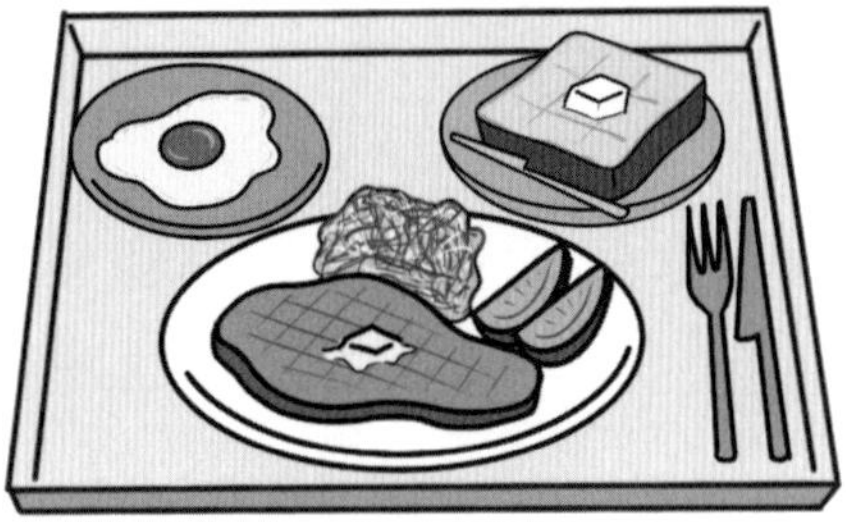

洋食にはコレステロールを上げる脂質が多いのが問題

外食のランチで大切なのは、和食をベースにしながらなるべくバラエティよく食べ、栄養バランスをよくすること。そのためには、外食ごとに料理ジャンルを変えるのがよい方法です。たとえば和食をベースに洋食や中華などを適宜、取り入れれば栄養バランスがとりやすくなり、外食の楽しみも広がります。

もうひとつ、外食で大切なのは腹八分目を心がけること。大盛り、おかわり自由は魅力的ですが、カロリーオーバーはいけません。ここはぐっとがまんして、「ご飯を少なめでお願いします！」と申し出ることを定石にしましょう。

❷うな重よりもヒレステーキ？

コレステロールと聞くと、脂っこい肉をイメージする人は多いと思います。もちろんそれは間違いではなく、コレステロールは基本的に肉や魚、卵などのタンパク質が多い食品に多く含まれます。

そのため、コレステロールを下げるために「肉断ち」をしようと考えがちになりますが、肉は体にとってなくてはならないタンパク源でもあります。

実はコレステロールは、８割が体内で合成され、食事からとるのは2割にすぎません（57ページ参照）。ですから、コレステロール値が正常な人、動脈硬化のリスクが小さい人は、食事からとるコレステロール量にそれほど神経質になる必要はありません。

しかし、コレステロールを食事から必要以上にとれば、コレステロール値は上昇しやすくなります。そのため、ＬＤＬコレステロールが基準値より高い高ＬＤＬ血症の人は、食事からのコレステロールをとり過ぎないことが推奨されます。

その場合は、コレステロールの摂取量を1日200mg未満に制限するため、食事の内容を見直す必要があるのですが、このとき、やみくもに「肉断ち」などをすることは適切ではありません。コレステロールは肉だけでなく、魚にもかなり含まれているからです。

たとえば、うなぎの蒲焼き（うな重）に含まれるコレステロールは230mg、ヒレステーキ160gのコレステロール量は96mg。このメニューだけ比べれば、牛肉よりもうなぎのほうが、コレステロールが多いのです。魚より肉のほうがよい場合もある、ということを知っておいてください。

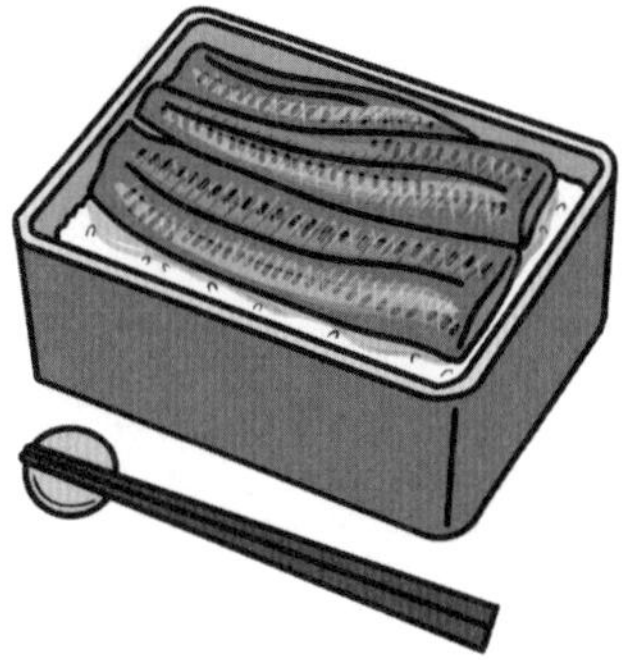

うな重
（うなぎ100g）
コレステロール：230mg

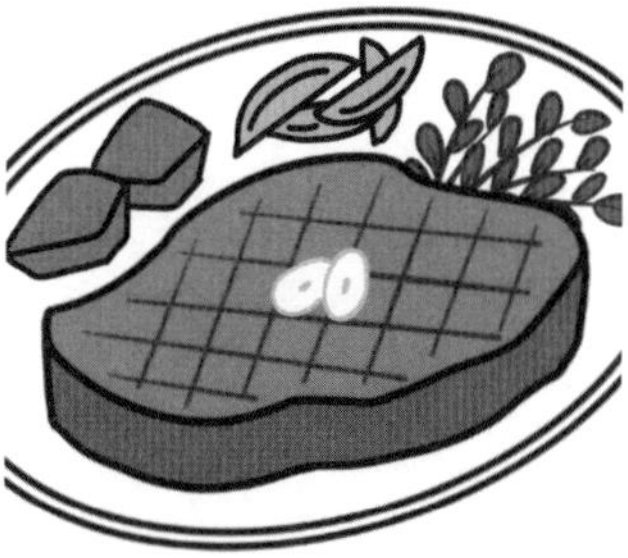

ヒレステーキ
（牛ヒレ肉160g）
コレステロール：96mg

❸ 焼き鳥ならレバーよりねぎまを選ぼう

牛肉や豚肉、ベーコンやソーセージなどのアブラ＝脂肪には、飽和脂肪酸という種類の脂質が多く含まれます。この飽和脂肪酸は悪玉のＬＤＬコレステロールをふやし、動脈硬化を進める作用があるとされています。ですから、肉のとり過ぎは禁物です。しかし前のページでもふれたように、肉は重要なタンパク源でもあります。タンパク質が不足すれば、体力も免疫力も落ちてしまいます。

同じ肉でも部位によって、コレステロールの量や含まれる脂肪の質は異なります。たとえば、鶏レバー１００ｇあたりのコレステロールは３７０㎎。１串約60ｇの焼き鳥なら、高ＬＤＬ血症の人の1日の摂取上限量の目安である２００㎎を1串でとってしまうことになります。一方、同じ鶏肉でも、ねぎま串ならコレステロールは70㎎前後。レバーよりねぎまを選んだほうがよいでしょう。焼き鳥ではレバーのほか、砂肝、皮などにコレステロールは多く含まれています。同じ肉でも部位によってコレステロールの量は大きく異なるのです。大まかに、脂肪の多い部位や内臓肉はコレステロールが多い傾向にあります。

脂質が多いのは牛肉や豚肉ではレバーやバラ肉など。ハムやベーコン、サラミなどの加工肉は脂肪だけでなく、塩分も豊富なので、注意が必要です。

また、日本ではあまり一般的ではありませんが、注目したい肉が羊肉です。羊の肉にはＬカルニチンという成分が含まれています。Ｌカルニチンは脂肪燃焼を高める作用があり、中性脂肪を減らしてくれるのです。お酒をよく飲む人は羊肉を積極的に食べて、Ｌカルニチンの補給を心がけるとよいでしょう。

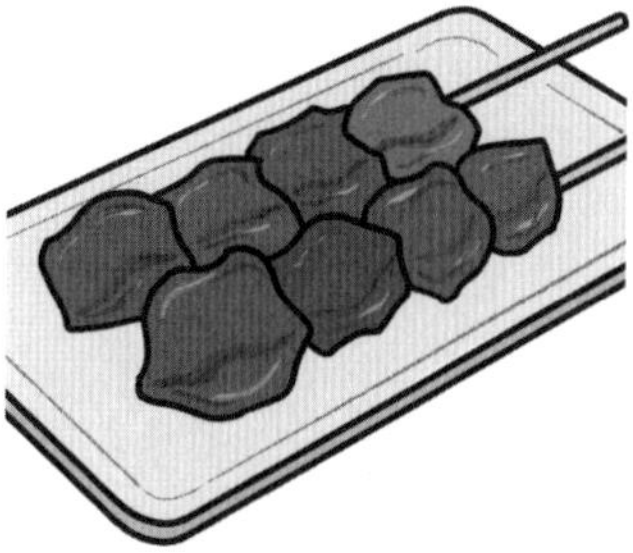

焼き鳥
（鶏レバー60g）
コレステロール：222mg

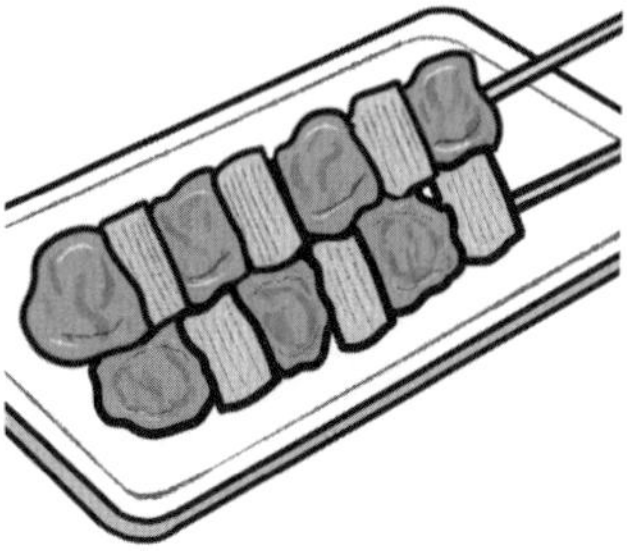

焼き鳥
（ねぎま、若鶏もも肉皮なし60g）
コレステロール：72mg

❹ フライとから揚げだったら、から揚げにしよう

油で揚げる揚げ物料理は、コレステロールを気にする人が敬遠しがちなメニューですが、ランチは揚げ物でないと午後からパワーが出ない、という人も多いと思います。

コレステロール対策の食生活は、長続きさせなければ意味がなく、食事が楽しめないと長続きしません。

そこで、揚げ物を食べるときには、次の点を意識することをおすすめします。

まず、揚げる素材を気にしましょう。ここまで読んでこられて、同じ肉でも脂肪の少ない部位、コレステロールの少ない部位があることは理解していただけると思います。

次に気にしてほしいのは、調理法による違いです。

たとえば、フライとから揚げでは、パン粉が油を吸ってしまうフライよりも、から揚げや素揚げのほうがより油は少なめ。また、同じ量であれば素材は大きめに切ったほうが、吸収する油を少なくすることができます。これらの特徴を知ったうえで、たまに楽しむ程度であれば、揚げ物

もNGではありません。

ただし揚げ物はお酒のつまみにもぴったり。お酒をとって気が大きくなると、どうしても食べ過ぎ、飲み過ぎになりがちです。最初に食べる量を決めておくようにしましょう。

ちなみに、肉などは、揚げるのではなく蒸したりゆでたりすると、余分な脂が落ちて、脂質とカロリーをカットすることができます。網焼きにしたり、炒めもののときに焦げ付きにくいフッ素樹脂加工のフライパンを使用すれば、調理に使う油の量を減らすことができます。

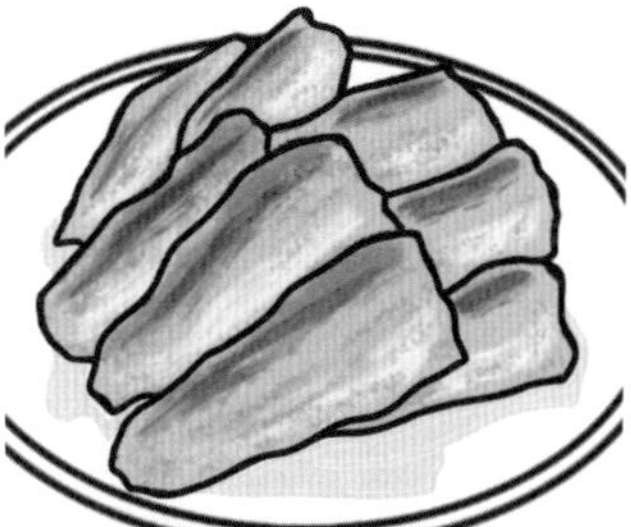

アジから揚げ
（あじ1尾100g）
エネルギー：約190kcal
吸油率：6～8%

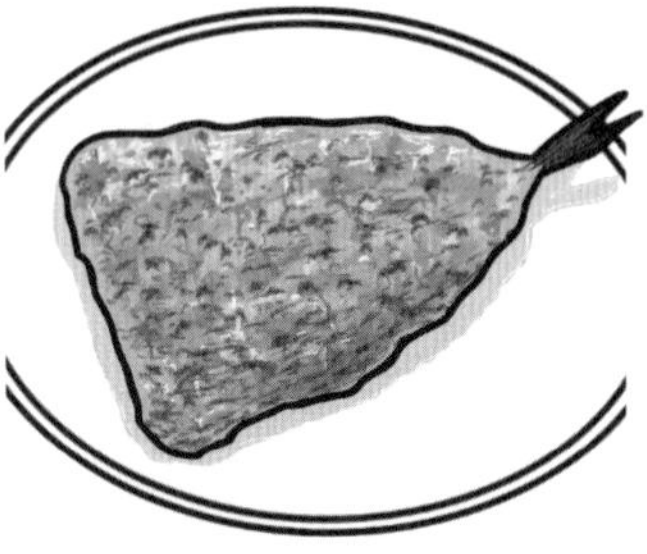

アジフライ
（あじ1尾100g）
エネルギー：約260kcal
吸油率：10～20%

❺ 丼ものはカツ丼、親子丼、天丼よりまぐろ丼に

ランチには栄養バランスのよい定食がおすすめですが、時間がなかったり、昼食の選択肢が限られていたりするときは、手軽な丼ものや麺類ですませてしまうことも多いと思います。

丼ものでまず気をつけたいのは、ご飯の割合が多くなりがちなこと。ある牛丼専門店の並盛りのご飯の分量は約２６０ｇだそうです。

普通サイズのお茶碗1杯が１５０〜１８０ｇですから、かなり多い量です。「ご飯少なめ」作戦をぜひ実行しましょう。

カツ丼、親子丼、天丼、牛丼など、丼ものにはさまざまな種類がありますが、揚げ物や卵でとじた具材をのせた丼ものはカロリー、コレステロールともに高くなりがちです。たとえばカツ丼は、油で揚げた肉を卵でとじていますから、注意したいメニューです。もし、丼ものや麺類ですませるのであれば、揚げたり卵を使ったりしていないメニューを選ぶようにしましょう。

また、丼ものはどうしてもかきこみがち。ただでさえせわしない昼休みのランチですが、早食

いになると脳が満腹感を感じる前に食べ終えてしまうことになり、ものたりなくなって、どうしても食べ過ぎてしまいがち。

そこで、丼ものや麺類を選んだ際にもうひとつ気を使ってほしいのは、「野菜の小鉢を1品つける」こと。小鉢をプラスすることで、食べるスピードにアクセントをつけることもできます。

また、丼ものは野菜が少なくなりがちなので、意識的に野菜をとるようにしていただきたいものです。小鉢の選び方は、42ページを参考にしてみてください。

要注意の丼もの

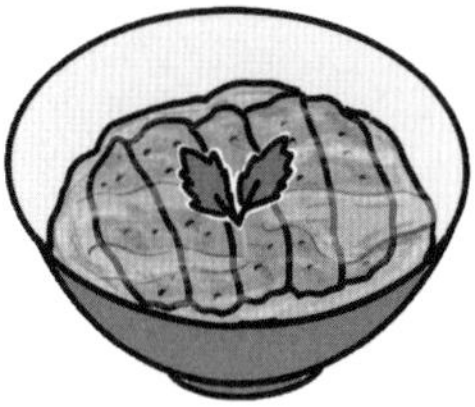

カツ丼

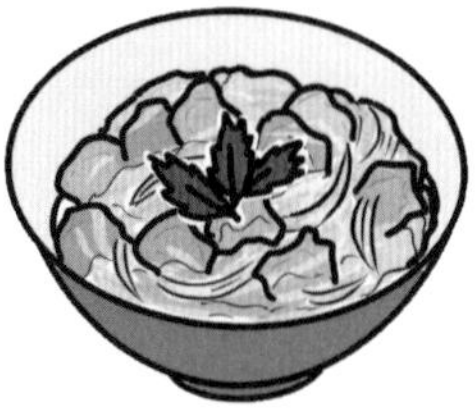

親子丼

おすすめの丼もの

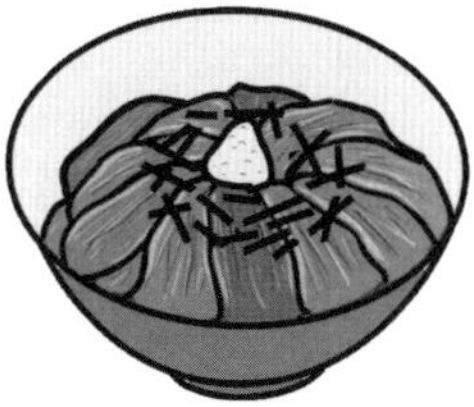

まぐろ丼

❻ ラーメンなら、野菜をトッピングするかタンメンに

麺類はどうでしょうか。やはり全般に炭水化物が中心になってしまう点がデメリットです。とはいえ、お店の数も多く、昼食をさっとすませたいときにとても便利ですから、毎日の習慣にするのは避けて、週（月）に何回までと自分で調整するとよいでしょう。

そばとうどんを比べると、食物繊維の多いそばがベターといえるかもしれませんが、気をつけたいのはそばつゆ。塩分も糖分もたっぷり含むので、そば湯で割って飲み干すのは基本的にNGです。ただし、そば湯にはそばから溶け出したルチンという血圧調整成分が含まれていますから、つゆをほんの少したらして飲むようにしましょう。

天ぷら、天かす、あげなども油を多く使っているので、頻繁に食べるのは禁物です。野菜の天ぷらなどは、栄養バランス的にはありがたいので、衣を半分落として食べるとよいでしょう。山菜そば、わかめそば、サラダうどんなどもおすすめです。

中華ならラーメン、チャーシュー麺やワンタン麺などでは脂質、炭水化物が多くなるので、野

菜を追加したいところです。ラーメン屋さんのサイドメニューには野菜をとれるメニューが少ないことが多いので、野菜のトッピングができるお店で食べるか、野菜たっぷりのタンメン、五目ラーメンなどがおすすめです。もちろん、汁を飲み干すのは避けましょう。サービスのライスも、がまんしたいところです。

パスタの場合もミートソースやカルボナーラなど、脂質や炭水化物が多くなるメニューは避け、トマトなどの野菜入りメニューにしたり、野菜サラダを追加したりするようにしましょう。

要注意の麺類

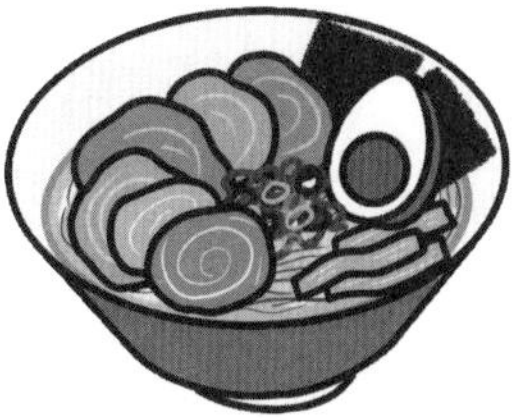

チャーシュー麺

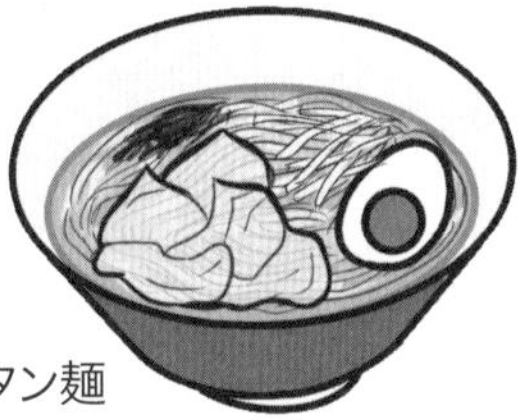

ワンタン麺

おすすめの麺類

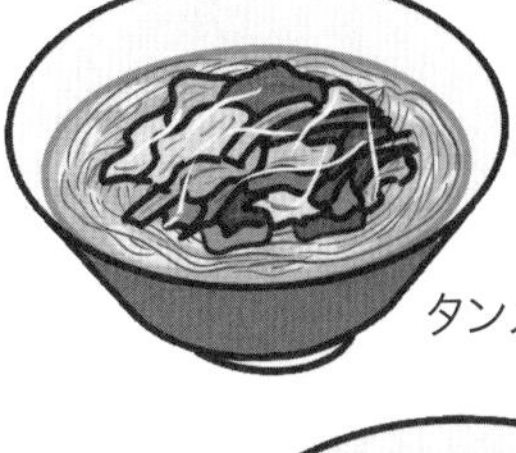

タンメン

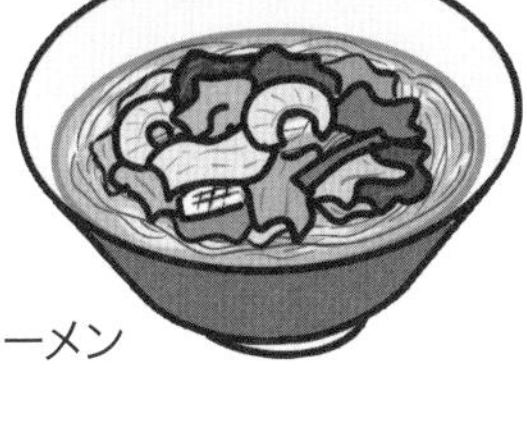

五目ラーメン

❼ 定食を頼んだら、青菜のおひたしなど野菜の小鉢を追加しよう

定食は、丼ものや麺類などの単品メニューよりも使用している食材が多く、栄養バランスがよいので、できればランチでは定食を選びたいものです。では、定食を選ぶときに気をつけたいことはあるでしょうか。

定食といえば主菜にご飯、汁物、小鉢などというのが定番だと思います。主菜は食材や調理法に気をつけつつ好きなものを選んで食べましょう。肉にも、魚にも、それぞれのメリットデメリットがありますが、大切なのは毎日同じようなメニューを選ばないこと。肉が主菜のおかずが1週間続く、ということがないようにします。

注目したいのは小鉢です。小鉢のメニューを選べるときは、2つの食材に注目してみてください。

ひとつめは野菜です。野菜料理から期待できる成分のひとつは食物繊維です。くわしくは72ページで解説しますが、食物繊維は「体が消化できない成分」、つまりいくら食べても太りませんし、コレステロールも上昇しません。さらに、体内を通過するときに余分な脂質やコレステロールを

いっしょに連れて体外に排出してくれるというおまけつき。食物繊維はきのこ類や海藻にも多く含まれます。ぜひ、こうした小鉢を1品選んだり、プラスしたりしましょう。

もうひとつは大豆食品です。大豆を加工した食品は豆腐、納豆、油揚げ、ゆば、みそなど実に多種多彩。冷やっこやおからの煮物、納豆の小鉢など、手軽な1品がたくさんあります。大豆にはイソフラボンやサポニン、レシチンなどコレステロールを下げる成分が多く含まれています。大豆食品の効果について、くわしくは１０８ページを参照してください。

おすすめ小鉢は…

野菜の小鉢

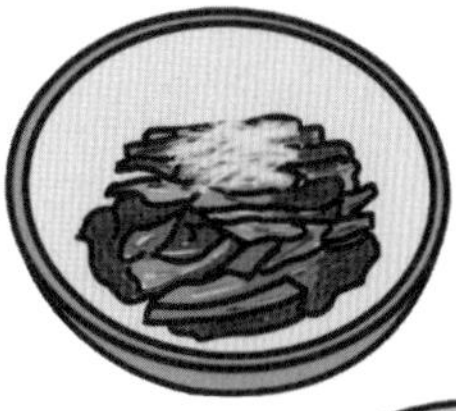

青菜のおひたし

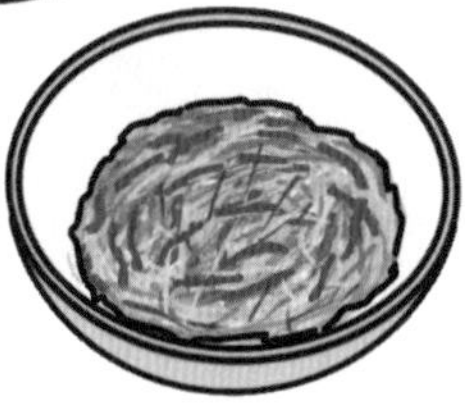

切り干し大根の煮物

大豆食品の小鉢

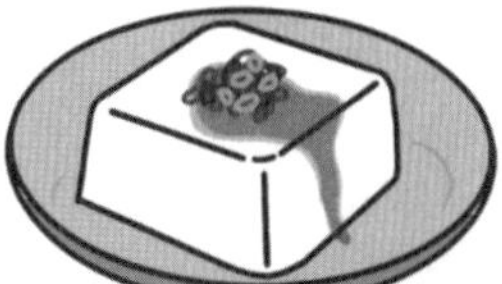

冷やっこ

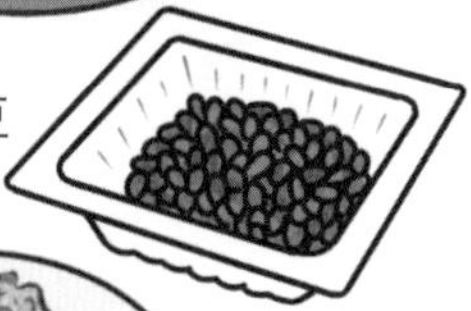

納豆

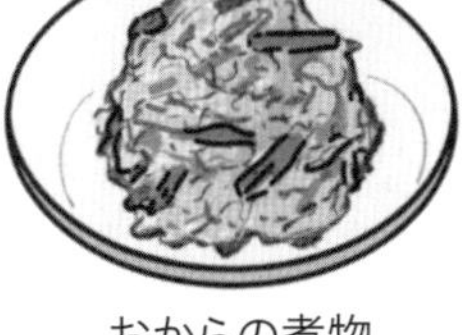

おからの煮物

❽デザートは洋菓子よりも和菓子、フルーツは△

外食の際のデザートにも気を使いましょう。甘いものに含まれる砂糖（糖質）は、体や脳のエネルギー源として重要です。しかし、砂糖は小腸ですぐに分解されて吸収されるため、血管内の糖をふやし、これが脂肪として体内に蓄えられます。

ケーキやシュークリームなどの洋菓子はバターや卵、生クリームなどを使っているため高カロリー、高脂肪という特徴があります。とり過ぎればコレステロールや中性脂肪をふやすことにつながります。和菓子は比較的コレステロールを含まないものが多く、洋菓子よりはヘルシーといえます。もちろん、卵や牛乳を使った和菓子ではコレステロールを含みますし、糖質のとり過ぎは、血糖値を上昇させ、中性脂肪値を上げるので、食べ過ぎは禁物です。

ヘルシーなイメージのある果物も同様です。ビタミンCなどの補給には役立ちますが、果物に含まれる糖質（果糖）はすぐに分解され、血糖値を上昇させ、食べ過ぎると肥満に直結してしまいます。

特に甘いバナナやメロン、パイナップルなどは糖分が多い傾向があります。とり過ぎに注意しつつ、上手に摂取しましょう。果物でおすすめはりんごです。くわしくは、118ページを。

注目したいのは最近話題のダークチョコレート。抗酸化力が強いカカオを多く含むので、デザートにおすすめです。カカオ含有量が高いものなら効果が期待できます。またナッツ類は、小麦粉などを用いたスナック菓子よりも糖質を抑えられますから、中性脂肪が気になる人にはデザートや仕事の合間の間食としておすすめです。

おすすめデザート

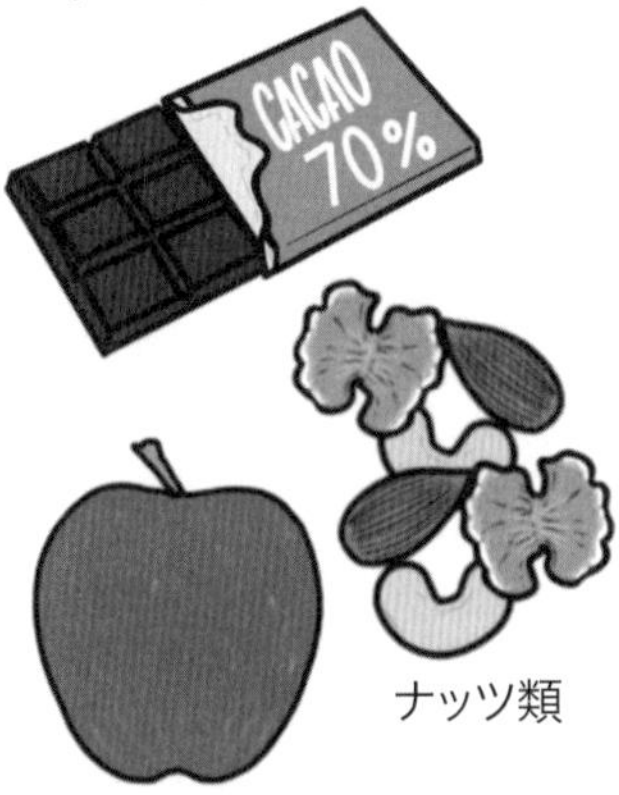
ダークチョコレート
CACAO 70%
ナッツ類
りんご

要注意のデザート

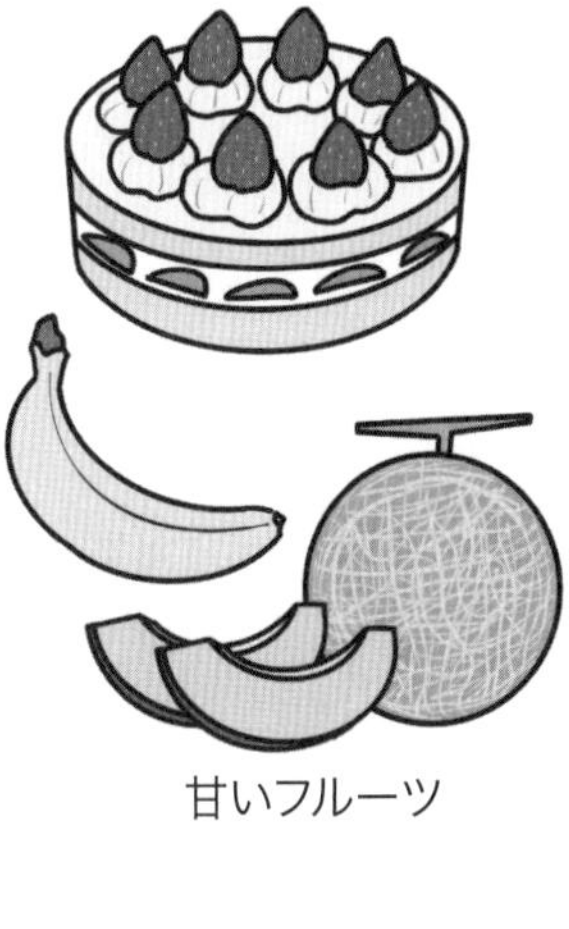

COLUMN

お酒は
コレステロールにいいの？
悪いの？

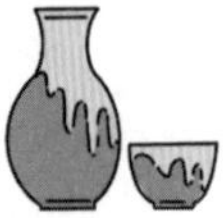

酒飲みの人は、外食イコール飲み会ということも多いと思います。

昨今は、新型コロナウイルス感染症予防のため、店での飲酒を控える人も少なくないでしょう。店での晩酌を習慣にしてきた人にとっては、それをストップすることは、かえってストレスになってしまうかもしれません。

くわしくは162ページで解説しますが、適量を守ればお酒は楽しんでかまいません。禁酒が必要な場合もありますが、適量のお酒は善玉コレステロールをふやしてくれるという研究もありますし、お酒の種類を選べばさらにコレステロール対策になることもあります。「酒は百薬の長」は間違いではありません。

もちろん大前提は「飲み過ぎないこと」。ふだんから飲み過ぎの自覚があったり、肝機能の数値が正常値から外れたりしているような人は、この機会にアルコールを減らしましょう。

食事の注意を守りながら、適量のお酒を楽しむことは、ストレス解消にも有効です。

ステップ2

PART2

コレステロール値が気になる人がまず知っておきたいこと

コレステロール値が高いと診断された方は、どうすればコレステロール値を下げることができるのでしょう。この章では、そもそもコレステロールとはどのようなもので、なぜ体内に含まれているのか、多いとなぜいけないのか、どのような食品に含まれているのかなどを、わかりやすく説明します。

コレステロールは
人間にとってなくてはならないもの

コレステロールは、何かにつけ悪者扱いされることが多いのですが、人間が生きていくうえで必要不可欠な存在です。

私たちの体は何十兆個もの細胞でつくられていますが、コレステロールはすべての細胞の細胞膜の材料となっています。

また、コレステロールは、体の働きを微調整するホルモンが体内でつくられる際の骨組みにもなります。

男性ホルモンや女性ホルモン、副腎皮質ホルモンのように、ホルモンは私たちの生命活動にかかわっていますから、コレステロールは実に重要な働きを担っているのです。

コレステロールは胆汁酸の材料にもなります。胆汁酸は消化液である胆汁の主成分であり、十二指腸に分泌されて小腸で脂肪分の消化を助けます。消化の役割を終えた胆汁酸は腸壁から吸収されて再び肝臓に戻り、再利用され、腸と肝臓の間を循環しています。

コレステロールは体内のこんな場所に存在する

体全体のコレステロール量は約100g。このうち脳と筋肉に各25g、副腎や肝臓、動脈壁などの組織に約40g、血液中に約10g含まれています。

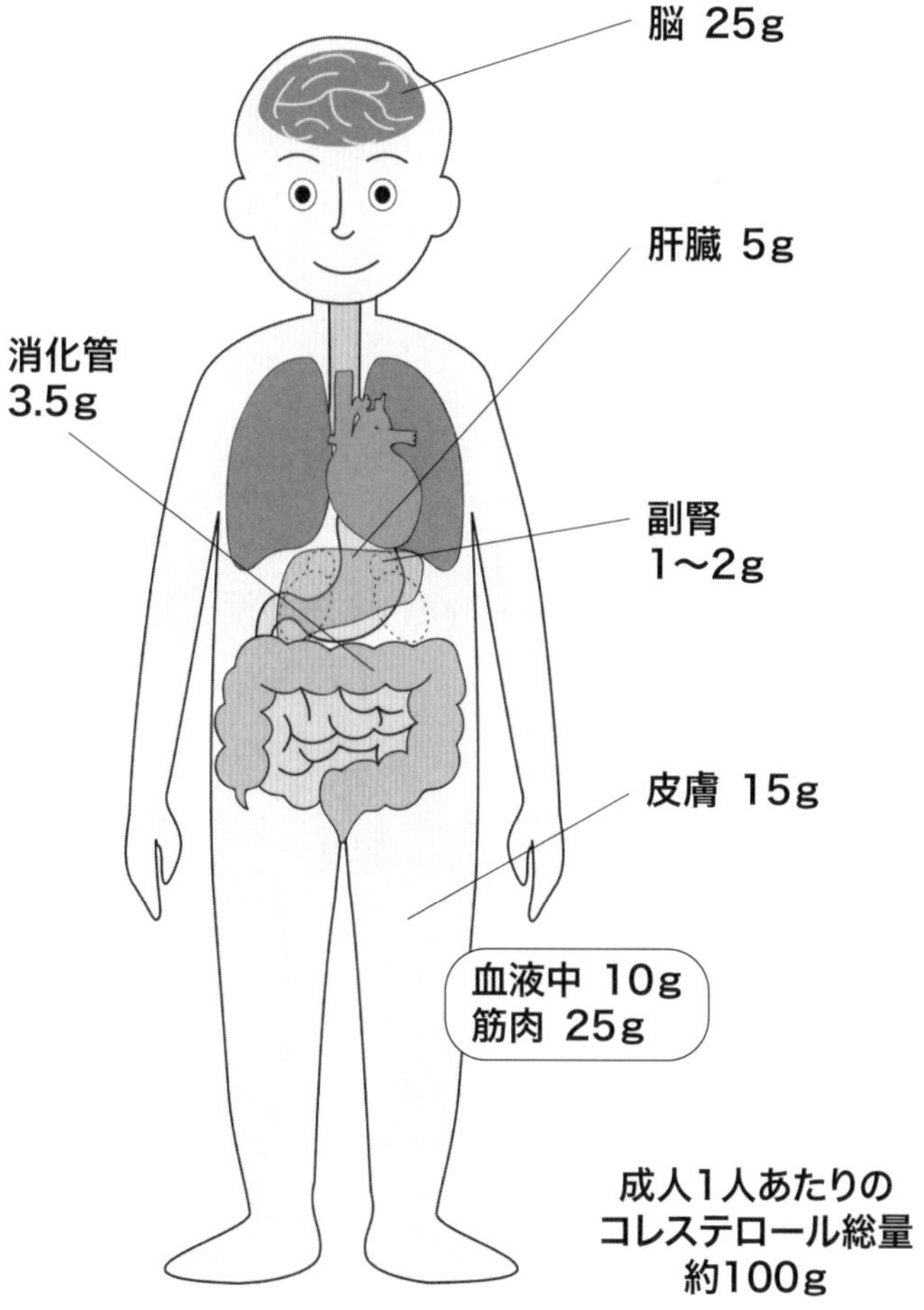

これらの臓器でコレステロールを材料にホルモンがつくられる

副腎では副腎皮質ホルモン、精巣では男性ホルモン、卵巣では女性ホルモンがつくられます。

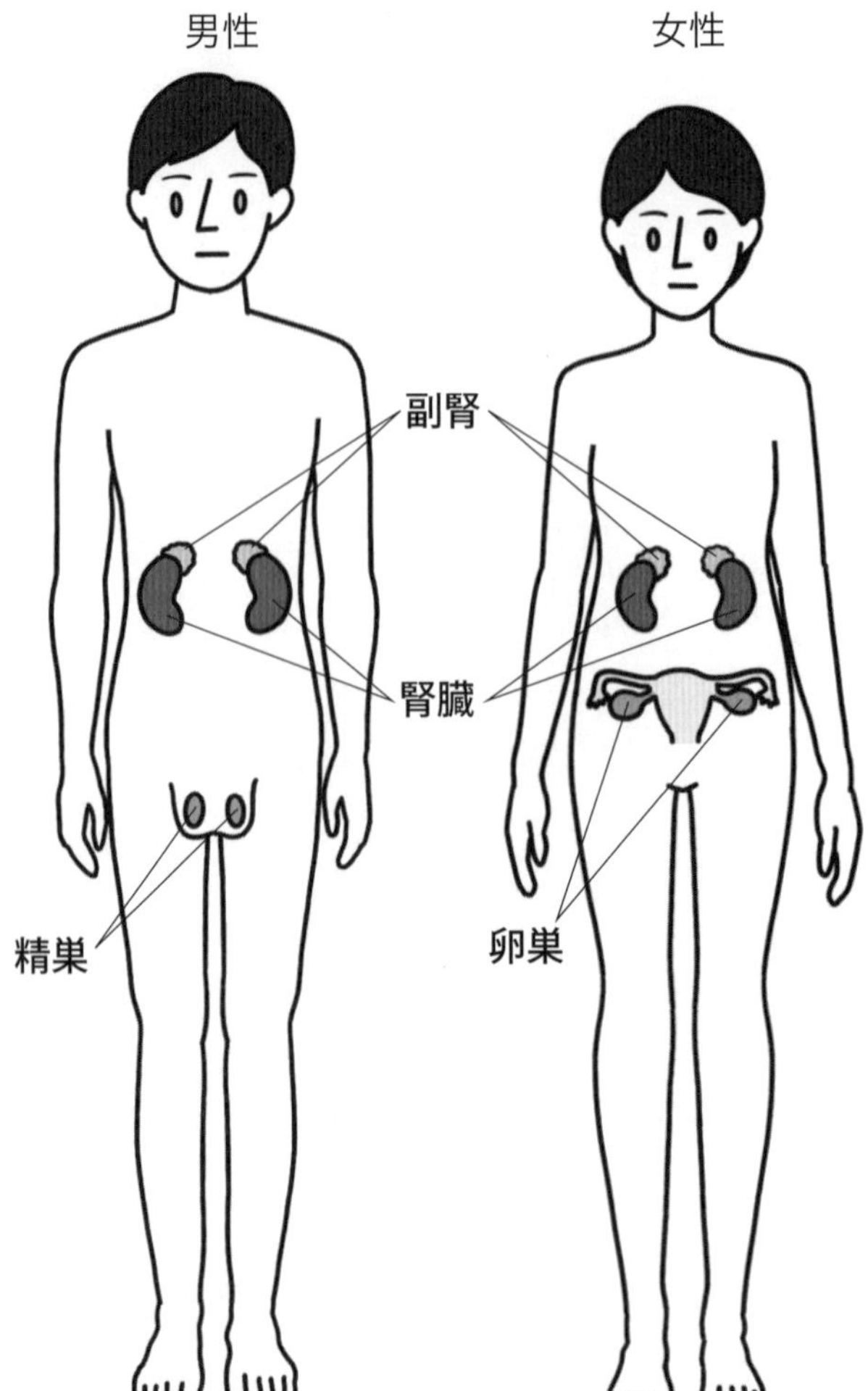

コレステロールを材料にしてつくられた胆汁酸は、肝臓と腸の間を循環している

胆汁酸は胆汁の主成分で、十二指腸に分泌されて脂肪分の消化を助け、消化の役割を終えると腸壁から吸収されて肝臓に戻り、再利用されます。このように胆汁酸は肝臓と腸の間を循環しています。

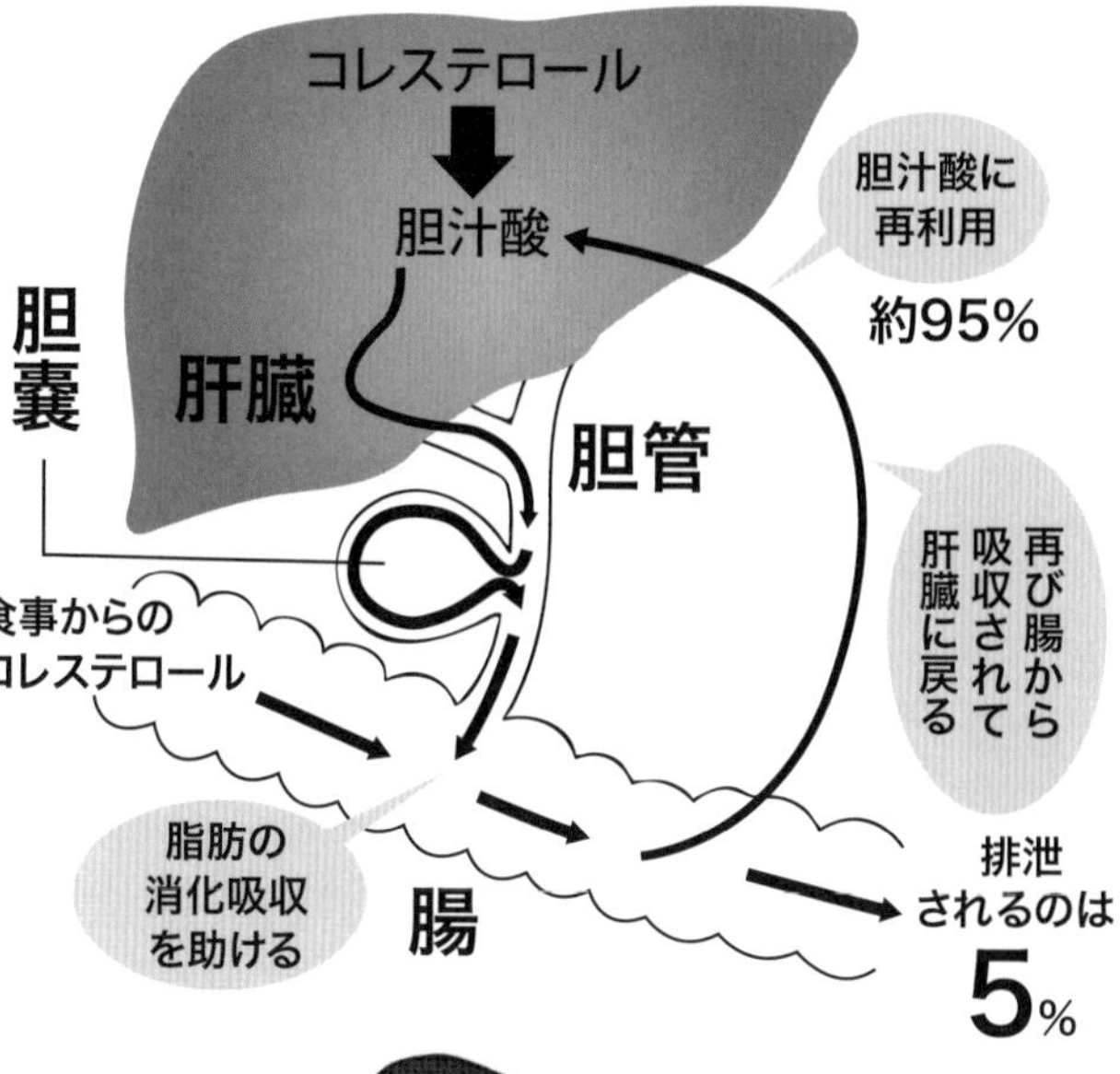

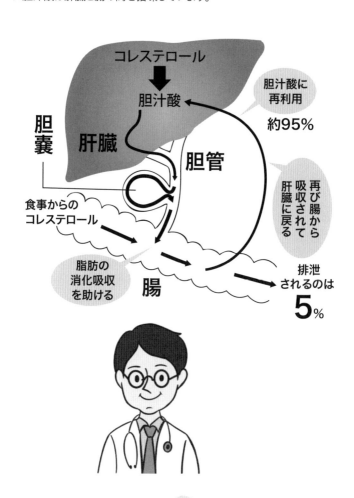

コレステロールには善玉と悪玉がある

脂質が血液中に安定して存在するためには、タンパク質と結合していなければなりません。コレステロールや中性脂肪を含んでいるタンパク質をリポタンパクといいます。コレステロールを含むリポタンパクは左ページの図のような構造をしており、中心部分にはコレステロールと中性脂肪があります。54ページの表にあるように、リポタンパクは大きさ（密度）によって種類があり、ＶＬＤＬ、ＬＤＬ、ＨＤＬなどに分けられます。

このうち、ＬＤＬは肝臓でつくられたコレステロールを血管壁などの組織に運び、ＨＤＬは血管壁などから回収する働きをしています。いずれも重要な働きをしているのですが、細胞が必要としているコレステロールの量は限られているため、余ったＬＤＬが血液中にふえてしまうと血管壁にしみ込み、血管の内壁にたまって動脈硬化を進めてしまいます。動脈硬化の原因となるコレステロールを運び込んでいるのがＬＤＬであることから、ＬＤＬは悪玉と呼ばれるのです。逆に血管壁からコレステロールを回収する役割を持つＨＤＬは善玉と呼ばれます。

コレステロールを含むリポタンパクの構造

リポタンパクの中心部分は、水に溶けないエステル型コレステロールと中性脂肪からできています。その周囲を遊離型コレステロール、アポタンパク（リポタンパクを構成するタンパク質）、リン脂質の膜がおおっています。

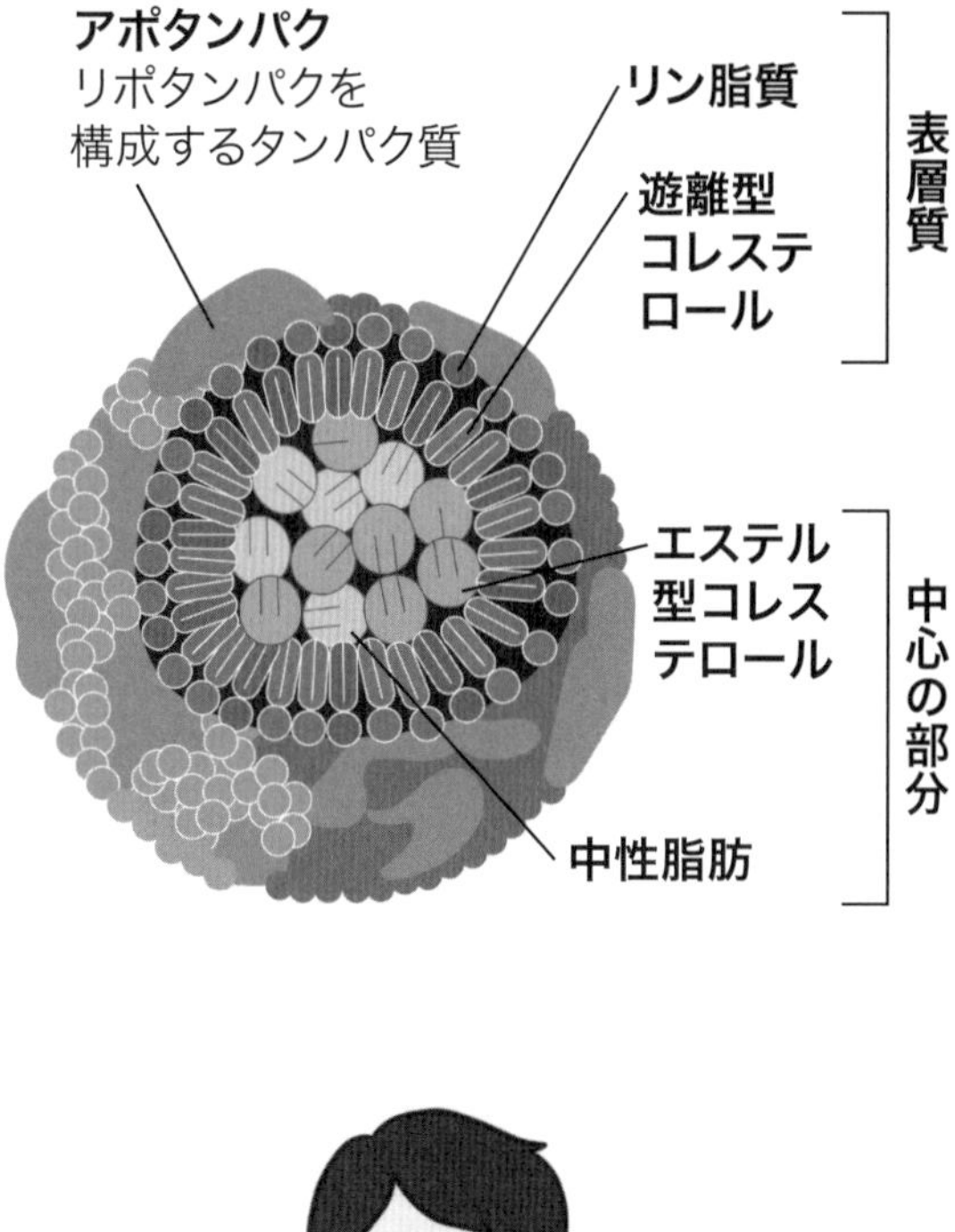

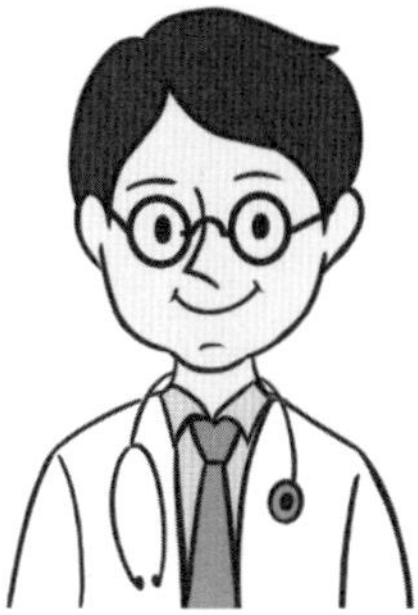

リポタンパク質の種類

LDLやHDLは略称で、LDLは低密度リポタンパク質、HDLは高密度リポタンパク質のことです。

略称	名称	脂質の組成（イメージ図）	密度	大きさ	説明
CM	カイロミクロン	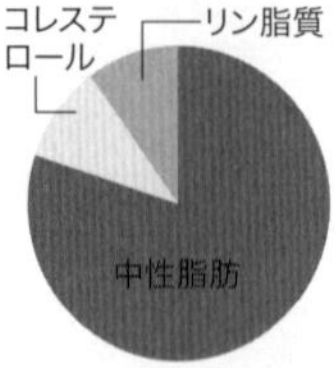	低	大	食事に含まれる成分が腸管を経て肝臓に取り込まれる。中性脂肪が大部分を占める。
VLDL	超低密度リポタンパク質	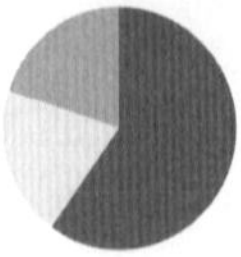			肝臓でつくられる。中性脂肪の割合が高い。
LDL	低密度リポタンパク質	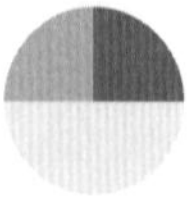			VLDLが代謝されてできる。中性脂肪の割合が減り、コレステロールの割合が高くなる。
HDL	高密度リポタンパク質	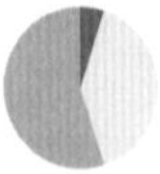	高	小	血液中に多く出てコレステロールやリン脂質の運び役となる。

HDL(善玉)コレステロールとLDL(悪玉)コレステロールの働き

LDLは血管にコレステロールを運び、HDLは血管からコレステロールを回収します。

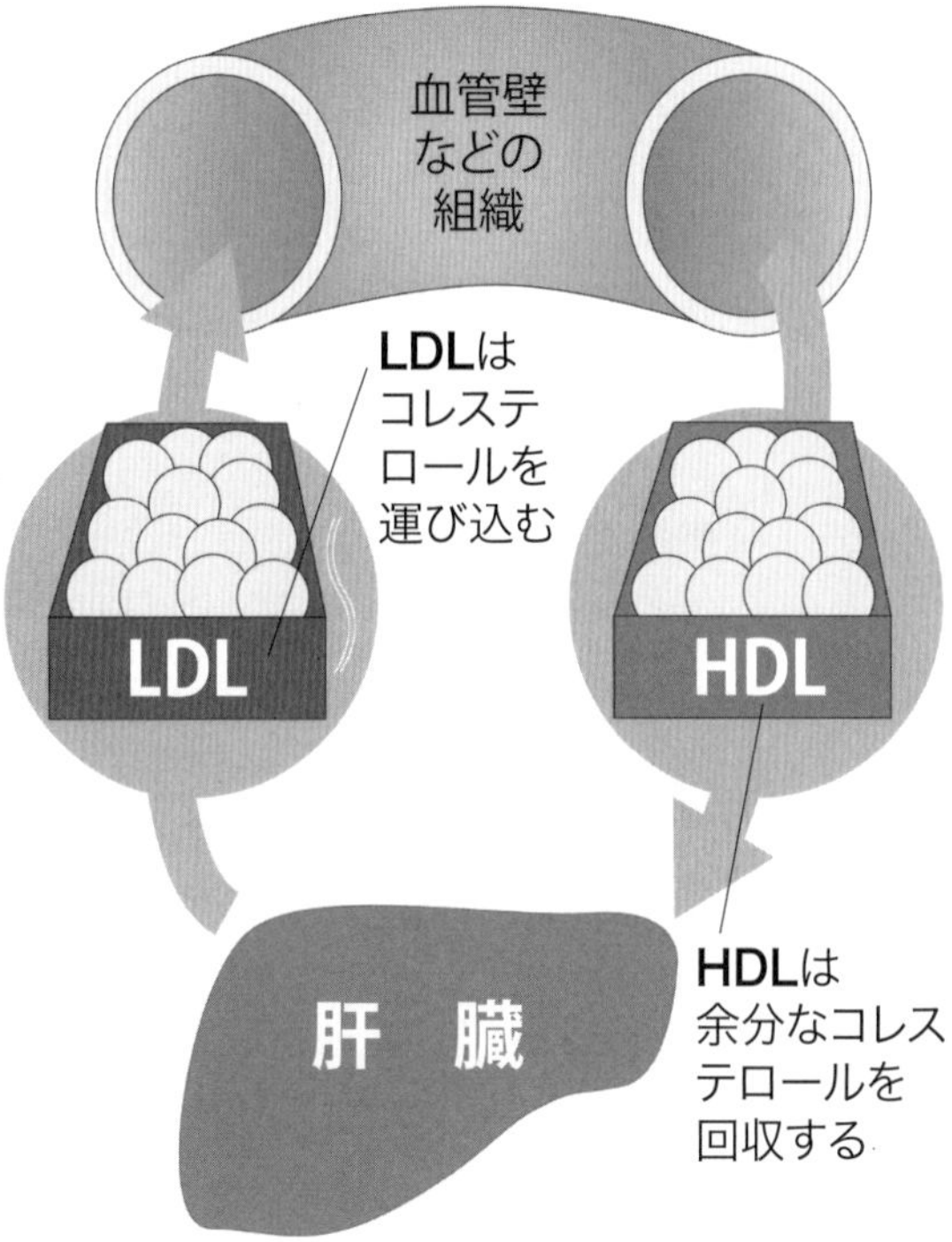

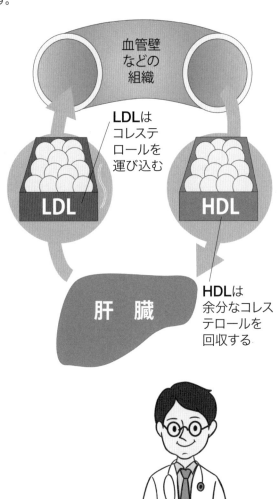

コレステロールが多いとなぜいけないのか

48ページで述べたように、コレステロールは人間の体にとって必要な物質です。そのため、体内でも合成されています。

左ページの図のように、体が必要とするコレステロールは1日1～2ｇで、その約80％は肝臓などで合成されます。

コレステロールのうち、ＨＤＬコレステロールは体内で余ったコレステロールを回収する働きがあり、ＬＤＬコレステロールはコレステロールを血管へと運ぶ働きがあります（58ページ参照）。コレステロールが多すぎると動脈硬化になり、心筋梗塞などの原因となります。

59ページの図は、総コレステロール値が高いと冠動脈疾患で死亡する危険度が高いことを示したグラフです。また、60ページの上の図は、ＬＤＬコレステロールが高いと心筋梗塞のリスクが高まることを示したグラフです。ＬＤＬコレステロールの大きさも影響し、ＬＤＬの直径が小さいほど心筋梗塞の危険度が高まるとの研究結果もあります（60ページ下の図）。

体内で合成されるコレステロールと食物から取り入れるコレステロール

体が必要とするコレステロールは1日1～2g。そのうち約80%は肝臓などで合成され、食事から取り入れる割合は約20%にすぎません。

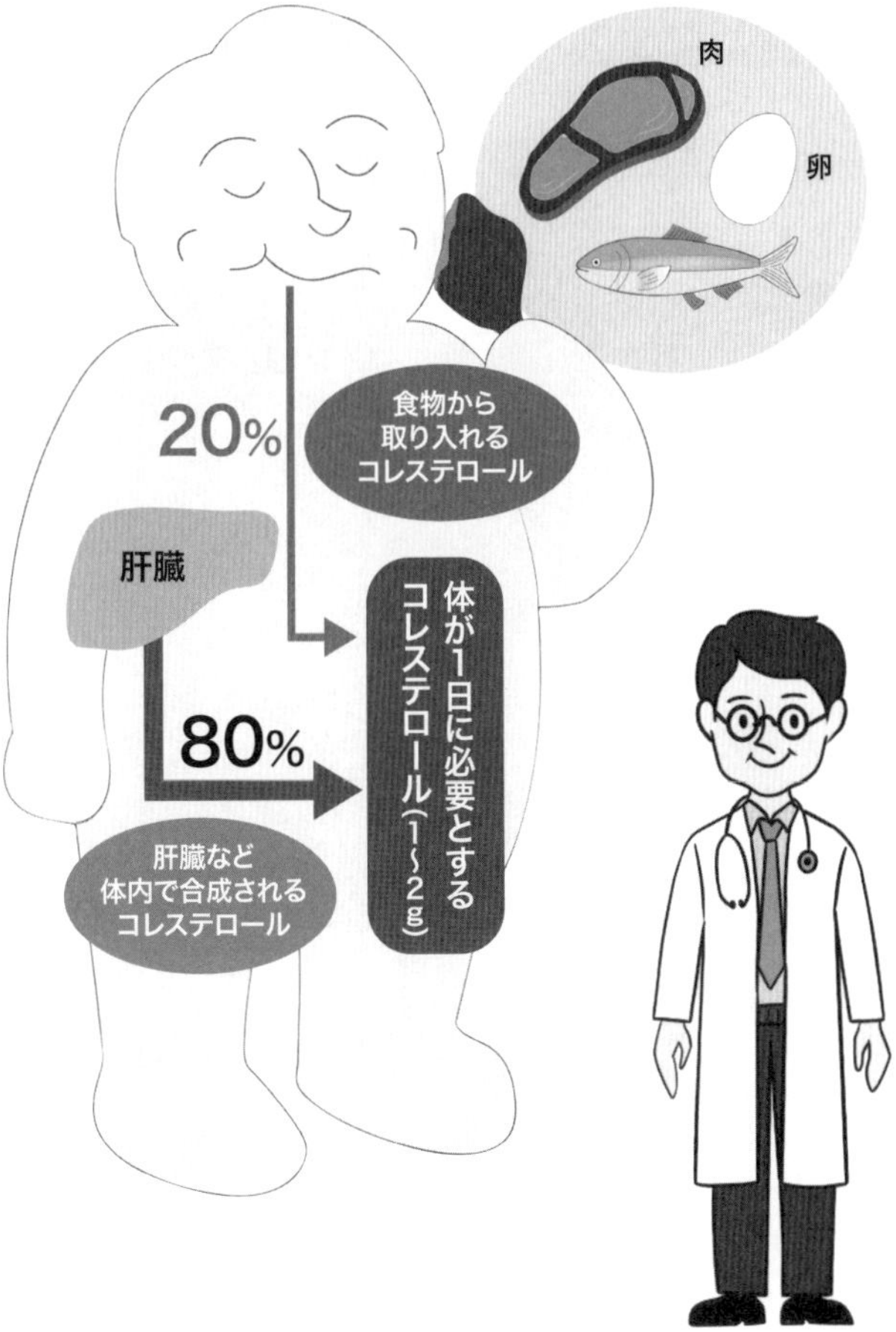

LDLコレステロールが高いと動脈硬化の原因に

HDLコレステロールは余分なコレステロールを回収する働きをしますが、LDLコレステロールはコレステロールを血管へと運び込むため、多すぎると動脈硬化をもたらす原因になります。

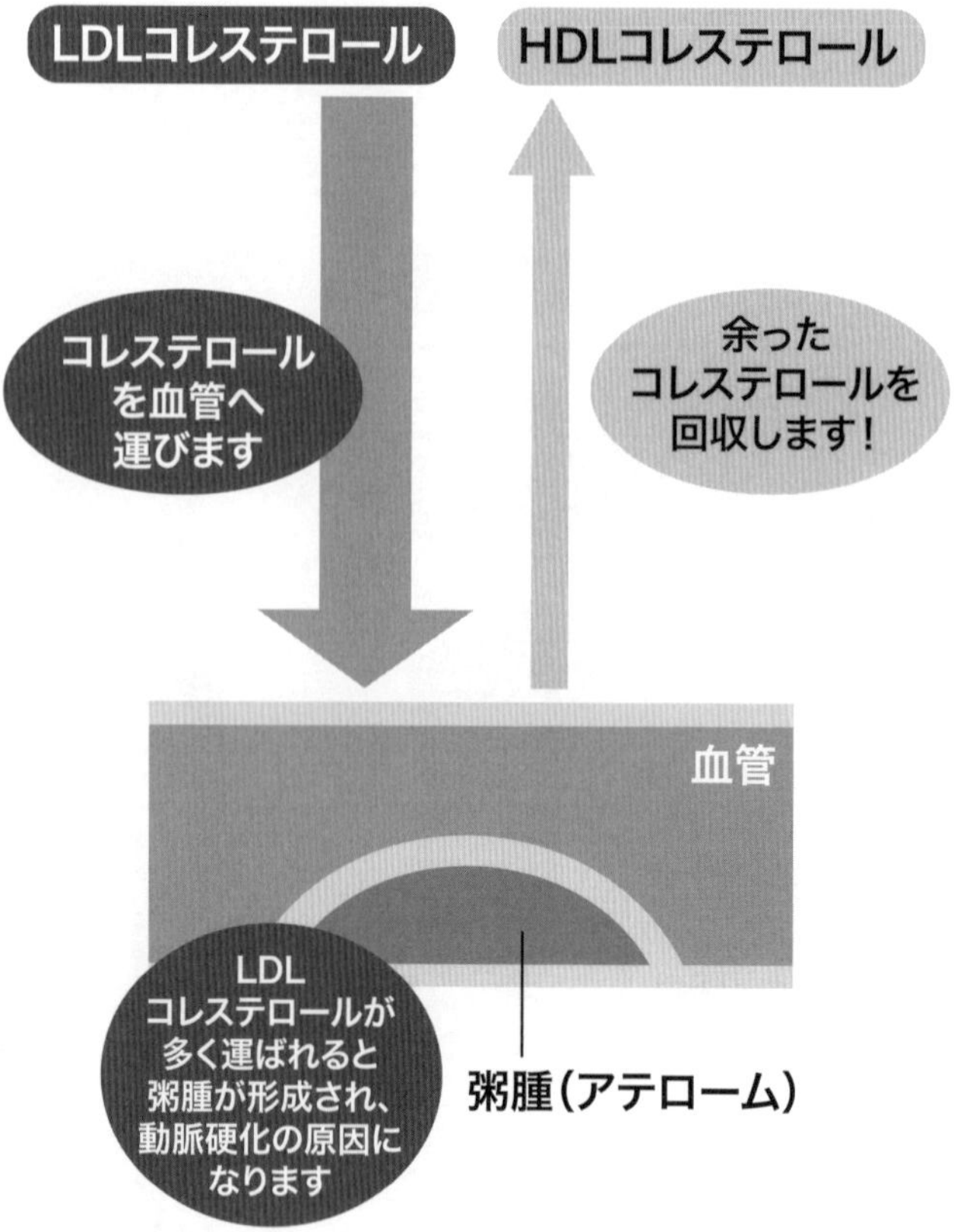

総コレステロール値と冠動脈疾患死亡の相対危険度（男女）

総コレステロール値が高ければ高いほど、冠動脈疾患で死亡する危険度が高いことがわかります。

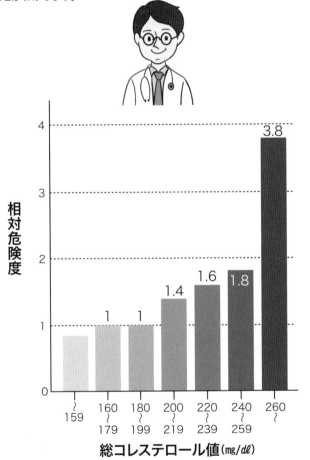

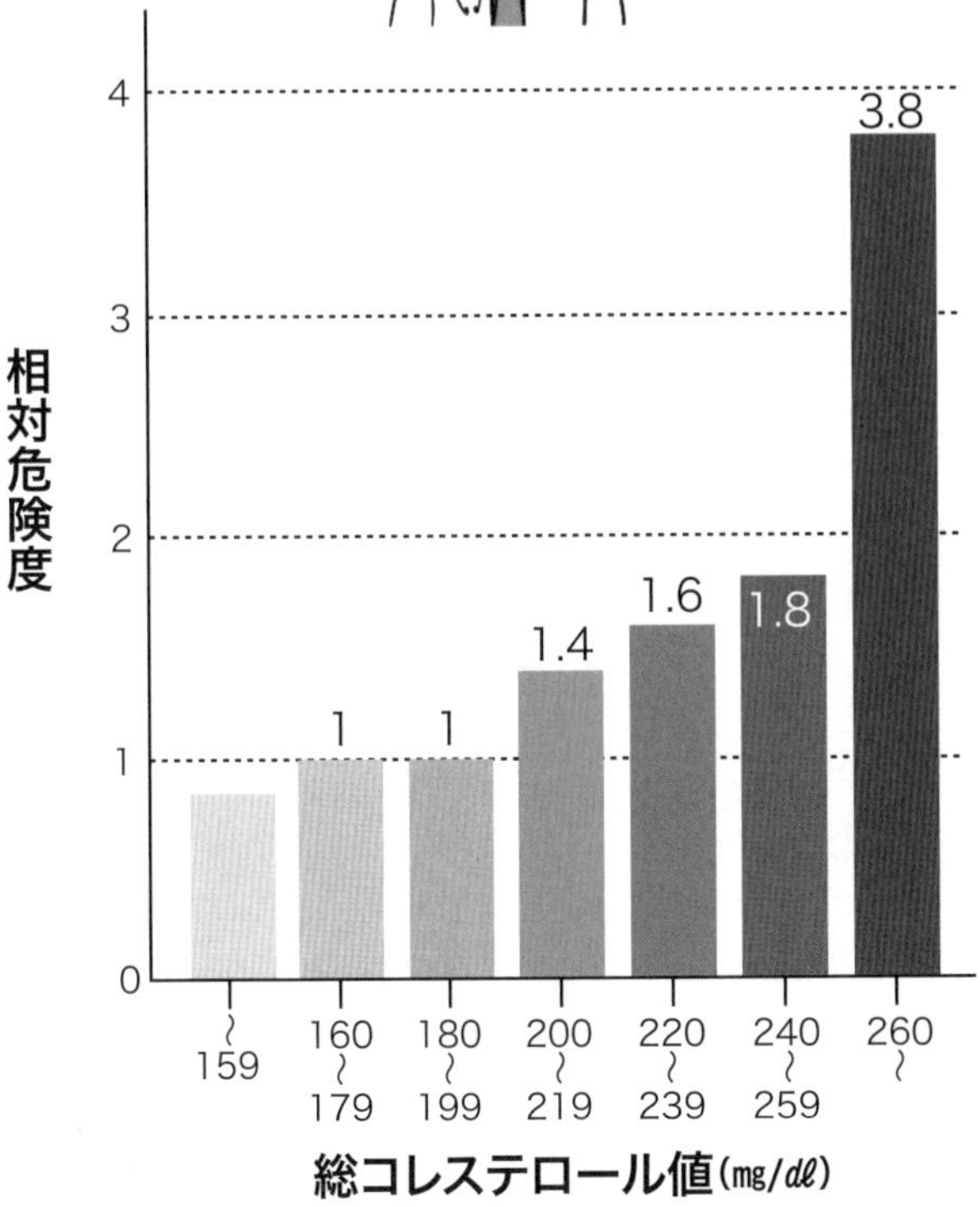

Okamura T et al. :Atherosclerosis.
190: 216-223,2007より作図

心筋梗塞のリスク

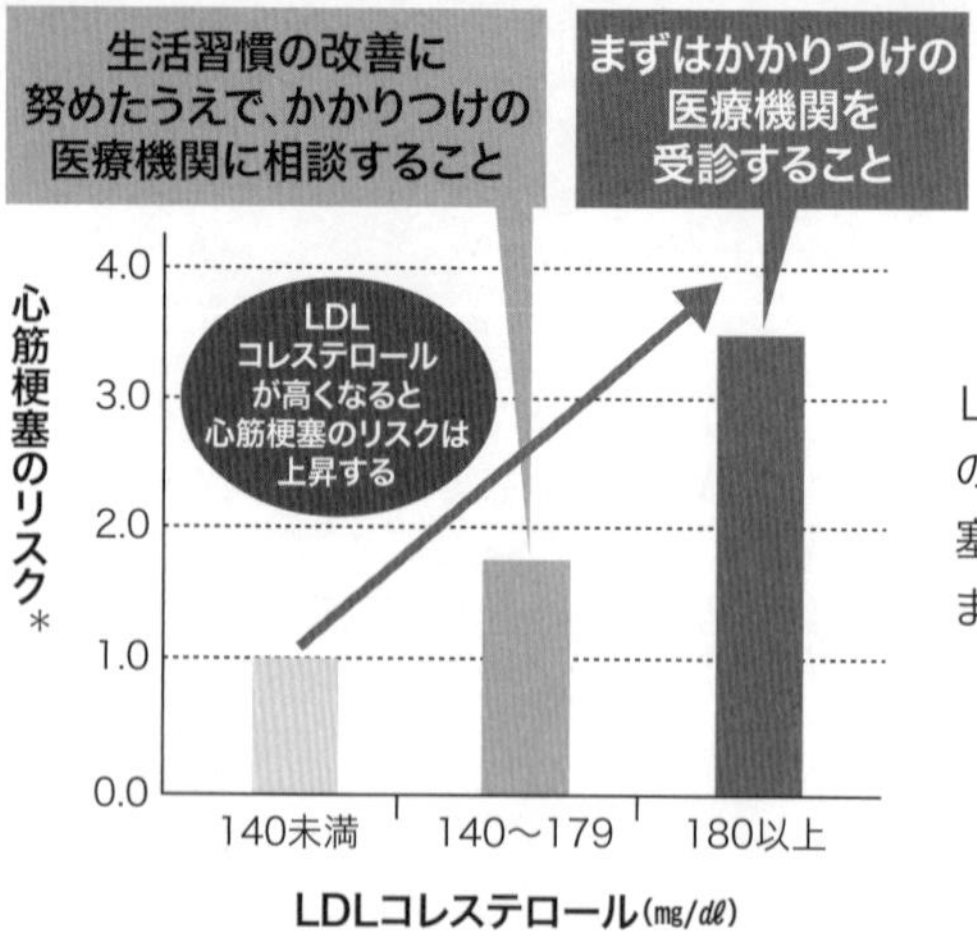

LDLコレステロールの値が高いと心筋梗塞のリスクが高まります。

＊140未満を1としたときのリスク

厚生労働省 標準的な健診・保健指導プログラム［改訂版］より作成

LDLのサイズと心筋梗塞の危険度

約15,000人のLDLのサイズを測り、その後7年間、追跡調査を行ったところ、平均直径が小さい小型LDLを多く持つ人ほど、危険度が高くなっていることがわかりました。

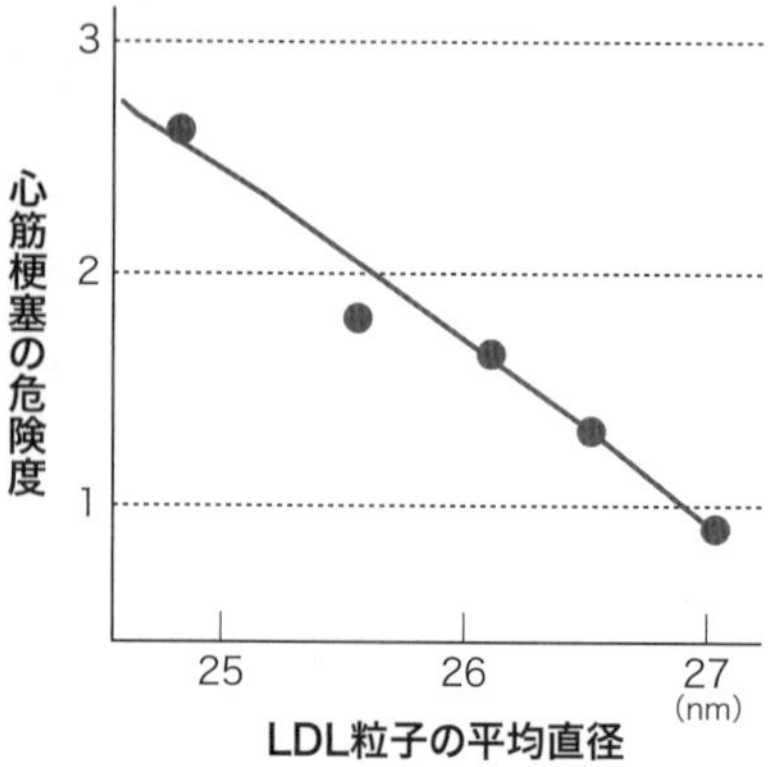

Stampfer MJ et al., JAMA 1996

コレステロールが多い食品はどれ？

通常、食事でとるコレステロールは体内のコレステロールの２割ですので、あまり影響はありません。

しかし、ＬＤＬコレステロール値が高い人は、普通の人より、食事からのコレステロールにより血液中のコレステロールがふえやすいと考えられます。

また、食事からのコレステロールが多いにもかかわらず、腸からの吸収を抑えたり、肝臓でのコレステロール合成を低下させるなどの調整が十分機能していない可能性もあります。そのため、食事によるコレステロールの摂取量を減らす必要があります。

特に気をつけたい食品は、鶏卵やたらこ、イクラなどの魚卵、ししゃもなど丸ごと食べられる小魚、レバーなどです。また、マヨネーズなどの卵を使った加工食品、卵と牛乳、生クリームを組み合わせたケーキ類も注意が必要です。

こうした食品は、１回に食べる量を少なくしたり、食べる回数を減らすようにしましょう。

こんなに含まれているコレステロール

ここにあげたようなコレステロールの多い食品を食べ過ぎないようにしましょう。

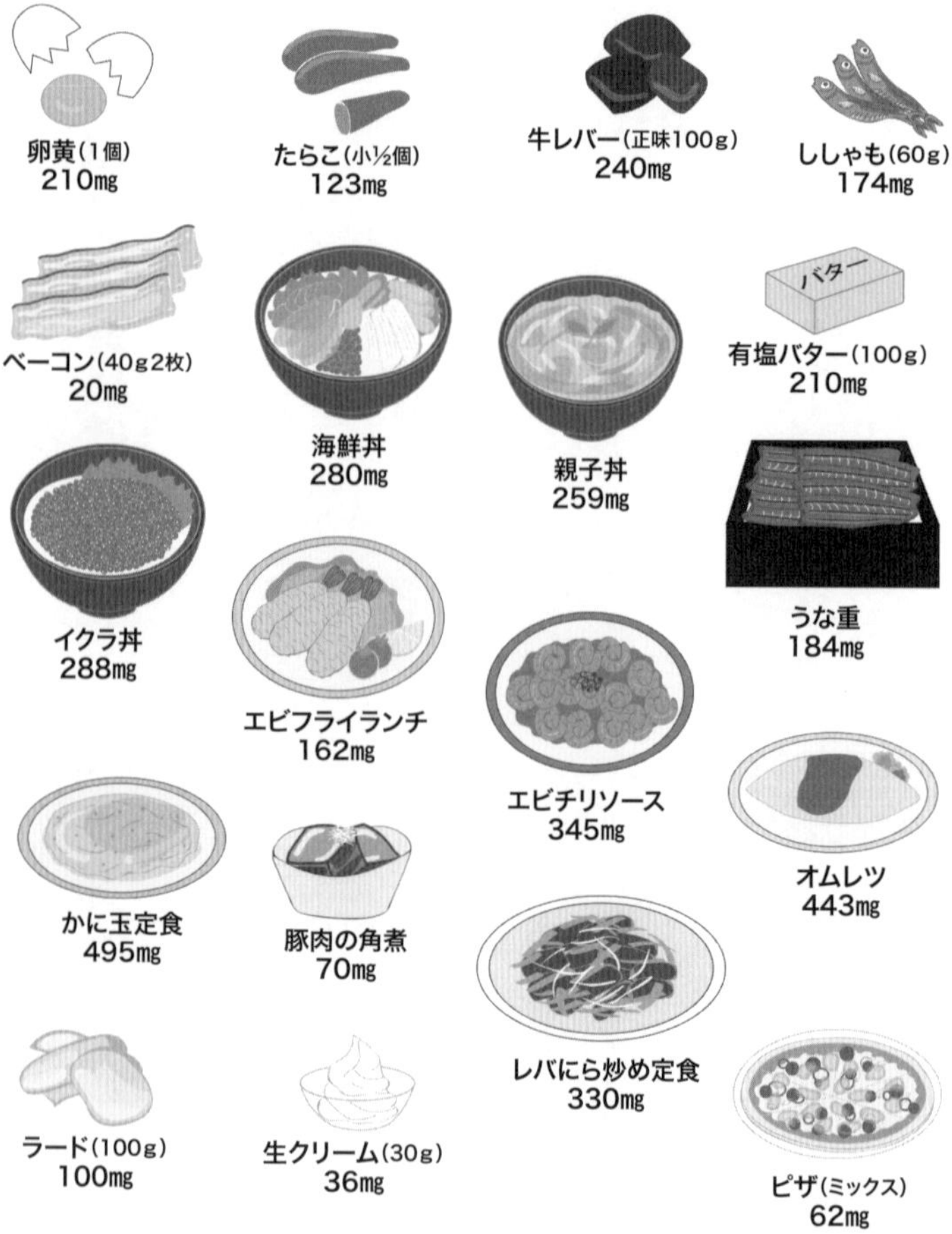

『食品・料理のコレステロール量ハンドブック』(主婦の友社)より

コレステロールが少ない食品はどれ？

コレステロールは動物の体内に多く存在する一方で、植物にはほとんどといっていいほど含まれていません。そのため、穀類、いも、豆、ナッツ類、野菜、果物、きのこ、海藻など、植物性の食品にはまったく含まれていないか、含んでいてもごくわずかです。

植物性の食品には、さらにコレステロールを下げる働きのある栄養成分が数多く含まれているものもあります。次の食品は特におすすめです。

●野菜……特に緑黄色野菜に多く含まれているβ-カロテンやビタミンＣ、ビタミンＥ、ポリフェノールなどの抗酸化成分は、ＬＤＬコレステロールの酸化を抑えてくれます。

●きのこ、海藻……食物繊維が豊富で、体内のコレステロールの吸収が抑えられ、排泄が促されます。

●大豆・大豆製品……大豆タンパクにはＬＤＬコレステロールを減らす働きがあります。また、大豆イソフラボンにはＬＤＬコレステロールや中性脂肪を減らす働きがあります。

コレステロールを含まない食品

いも、豆、ナッツ類、野菜、果物、きのこ、海藻など、植物性の食品にはコレステロールは含まれていません。

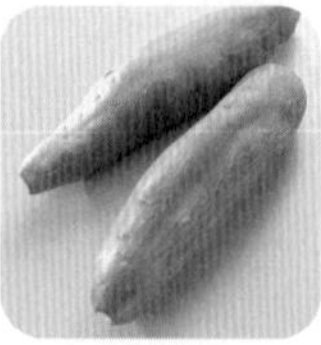

さつまいも

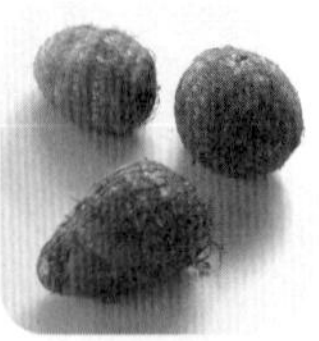

さといも

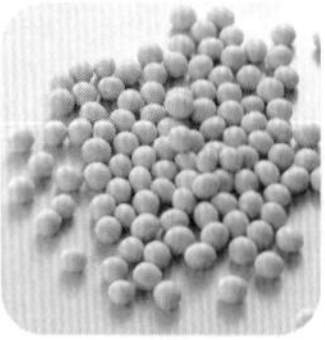

大豆

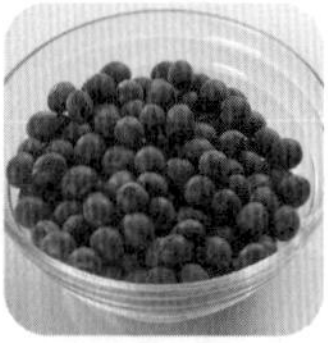

黒豆

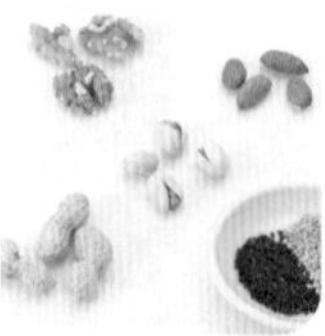

ナッツ類

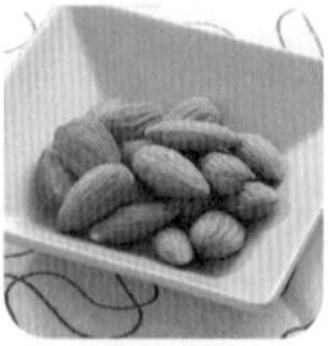

アーモンド

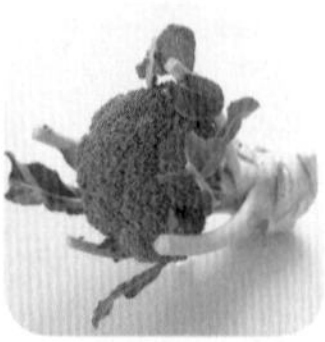

ブロッコリー

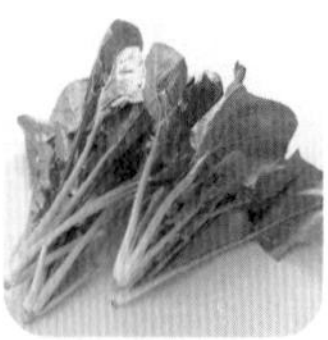

ほうれんそう

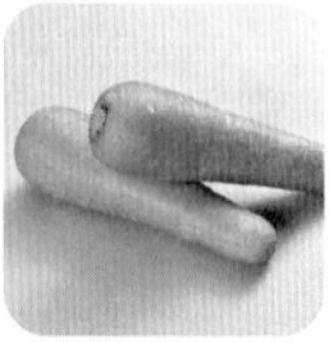

にんじん

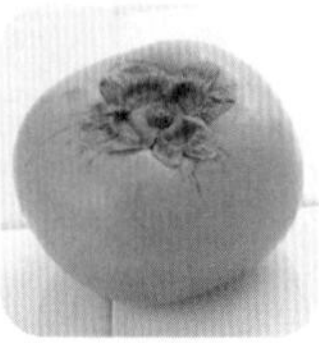

柿

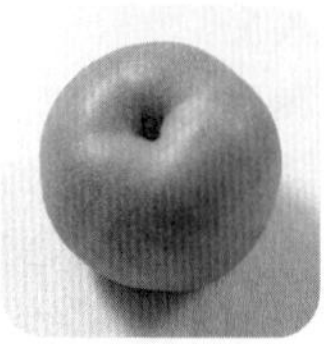

梨

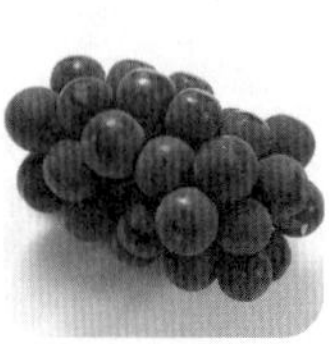

ブドウ

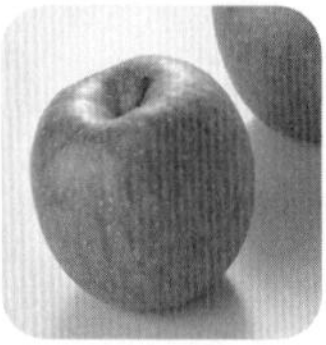

りんご

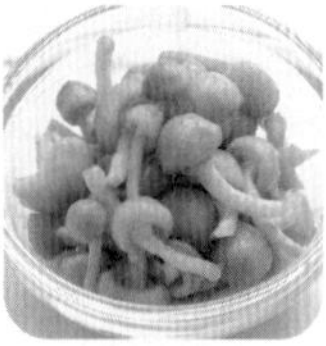

なめこ

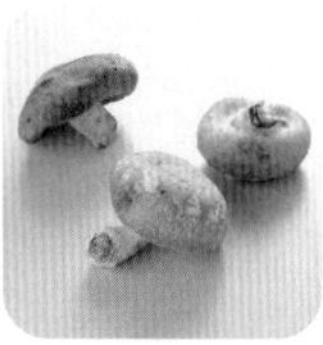

しいたけ

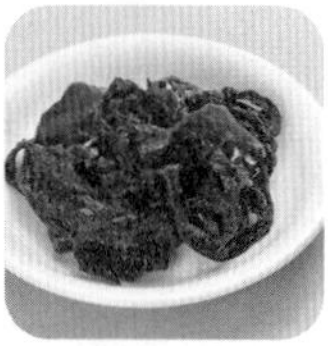

ワカメ

中性脂肪とコレステロールは密接な関係にある

中性脂肪値とHDLコレステロール値の上昇、下降はシーソー関係

血液中の中性脂肪値が上がればＨＤＬコレステロール値が下がります。

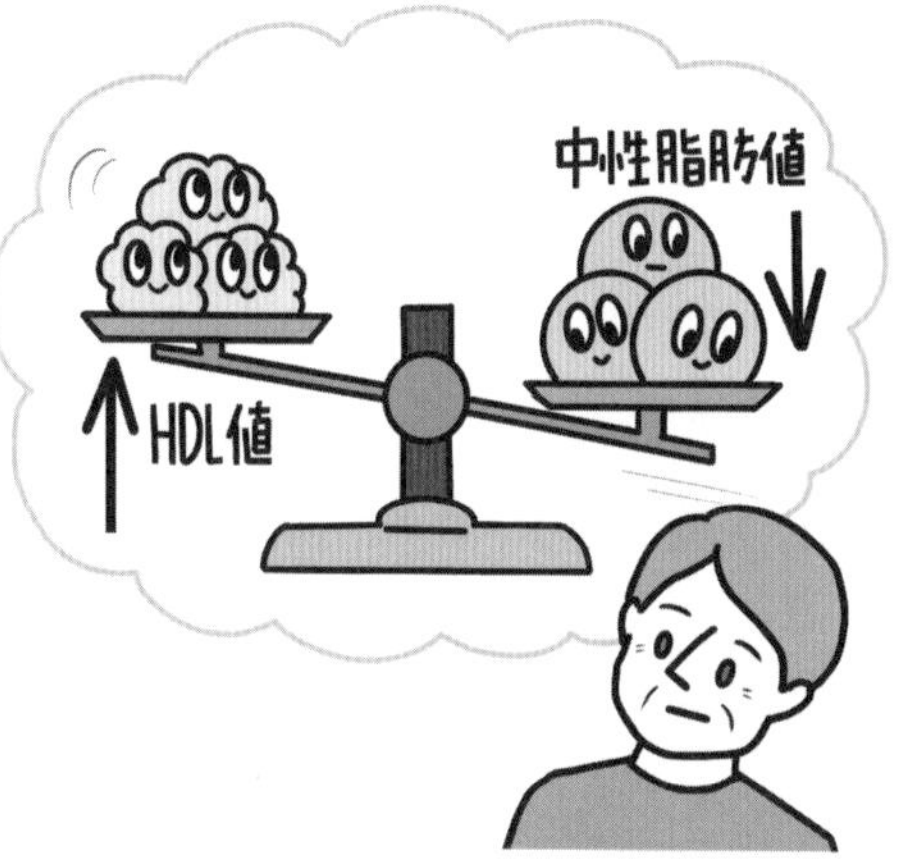

コレステロールと同じように検査値が高いと問題があるのは中性脂肪（トリグリセライド）です。

中性脂肪も血液中にふえると動脈硬化の原因になります。

血液中に中性脂肪がふえると、善玉のＨＤＬコレステロールが減ります。さらに、悪玉のＬＤＬを小型化して超悪玉の小型ＬＤＬをできやすくします。

中性脂肪とコレステロールは密接な関係にあるのです。

中性脂肪とはそもそもどんなもの？

体内の脂肪は大きく分けて４つの種類があります。脂肪酸、中性脂肪、コレステロール、リン脂質です。

このうち、中性脂肪は、脂肪細胞の中に蓄えられて必要に応じて脂肪酸になって、エネルギーとして使われます。体温を維持する働きがあり、内臓や皮膚を保護しています。

脂肪酸は、人間が生きて活動するためのエネルギー源として使われます。

コレステロールは、全身の細胞をつくり、さまざまなホルモン、胆汁酸の材料になります。リン脂質は全身の細胞膜をつくるとともに、細胞間の情報伝達や細胞内外の情報伝達の役割を果たしています。

また、68〜69ページの図に示したように、脂肪細胞は実にさまざまな生理活性物質を分泌していますが、多くなり過ぎると、動脈硬化や高血圧を進行させたり、糖の代謝や脂質の代謝に異常をもたらし、免疫機能にまで異常を引き起こすことになります。

体内の脂肪の種類と性質

体内にある脂肪は4種類。それぞれこんな働きをしています。

脂肪酸

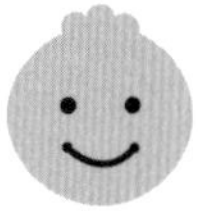

- リン脂質の主成分になる
- 中性脂肪を形成
- 脂質の主成分となる
- 代謝調節するホルモン様物質になる

▶生きていくために、また、活動するために必要なエネルギーとして利用されます。

中性脂肪

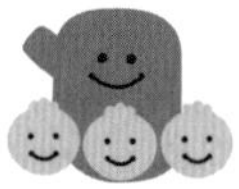

- 体温を保持
- 内臓・皮膚を保護

▶別名、トリグリセライド。脂肪細胞の中に蓄えられ、必要に応じて脂肪酸になり、エネルギーとして使われます。

コレステロール

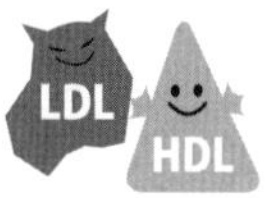

- 脳・神経をつくる
- 全身の細胞をつくる
- ステロイドホルモンなどさまざまなホルモン、胆汁酸の材料
- ビタミンDに変わる

リン脂質

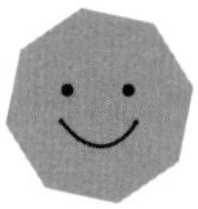

- 全身の細胞膜をつくる
- 細胞間の情報を伝達
- 細胞内外の情報を伝達

▶水と油の両方をなじませる性質があります。

脂肪には、生理活性物質を分泌させるなど重要な役割がある

生理活性物質には、動脈硬化や高血圧を進行させたり、糖や脂質の代謝に異常を引き起こしたり、また免疫機能に異常を引き起こしたりといった作用を持つものがある一方、体脂肪が適量であれば、傷ついた血管の壁を修復するなどの働きを持つものもあります。

※1 耐糖能異常

耐糖能とは、上昇した血糖値を正常に戻す働きのこと。膵臓から分泌され、血糖値を下げる働きをするインスリンの分泌反応や分泌量、作用によって決まる。耐糖能異常とは、この働きが不調になり、血糖値が下がりにくくなった状態のことをいう。

※2 TNF-α

TNF-αは本来は腫瘍壊死因子（腫瘍を殺してくれる物質）。がん細胞を攻撃することでも知られているが、TNF-αが分泌されると、筋肉や脂肪組織でのインスリンの働きが悪くなる。

※3 PAI-1

PAI-1（パイワン）には、血栓（血の塊）をつくりやすくする働きがある。血栓ができやすいと動脈硬化が進みやすくなる。

※4 アディポネクチン

脂肪組織でつくられて血中を流れ、傷ついた血管の壁を修復するなど動脈硬化を防いだり、インスリンの働きを助けているが、内臓脂肪がたまると分泌が悪くなり、血中濃度が下がる。

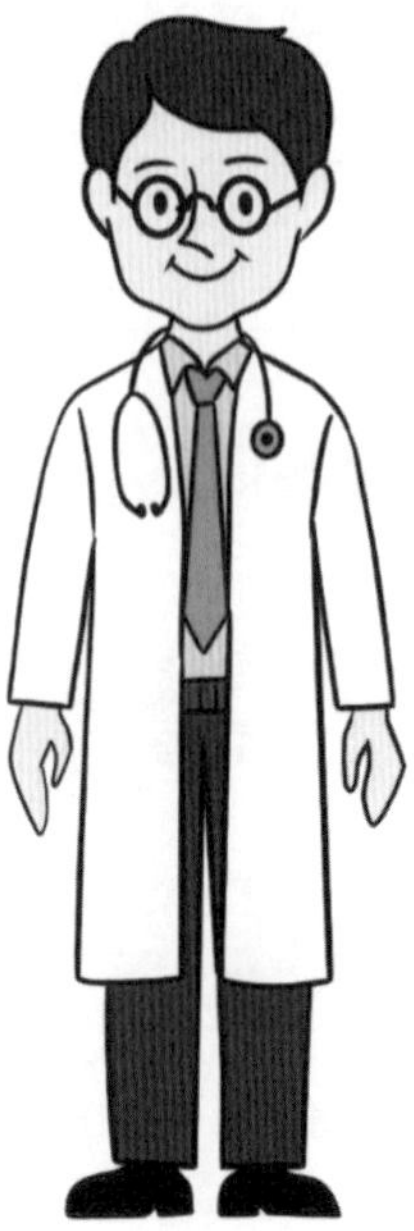

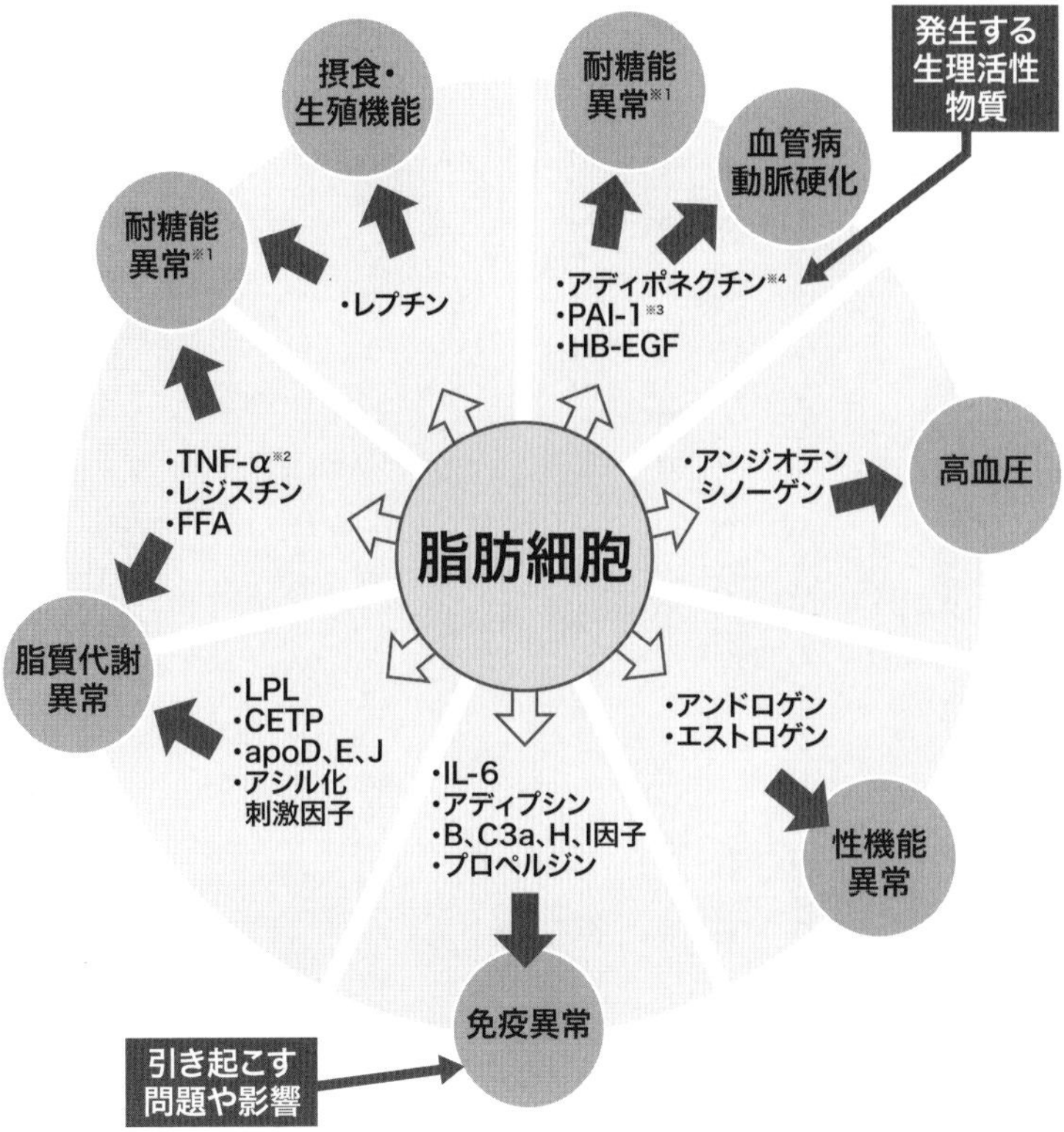

下村伊一郎、他　日本内科学会雑誌 96:656、2004

中性脂肪が多いとなぜいけないのか

何もせずじっとしていても、生命を維持するために必要なエネルギー量のことを基礎代謝量といいます。1日の総消費エネルギー量のうち約70％は基礎代謝量が占めています(71ページ上図)。この基礎代謝量は16～18歳前後をピークに徐々に減っていき、40歳を過ぎると急激に下がっていきます（71ページ中図）。

基礎代謝が低いと脂肪が体に蓄積していきやすくなり、肥満の原因になります。

71ページの下の図は日本人の肥満者の年次推移で、40代、50代の男性が急激にふえています。体脂肪率（ＢＭＩ）が高い肥満の人は死亡率が高く、しかも日本人はアメリカ人と比較して中性脂肪が高いと虚血性心疾患になる危険率が高まることが報告されています（72ページの図）。中性脂肪は大腸がんの危険も高めます（73ページ上図）。

ダイエットを行い、リバウンドを繰り返していると徐々に脂肪がふえることにも注意が必要です（73ページ下図）。

1日の総消費エネルギー量の内訳

1日の総消費エネルギー量の約70%は基礎代謝量が占めます。

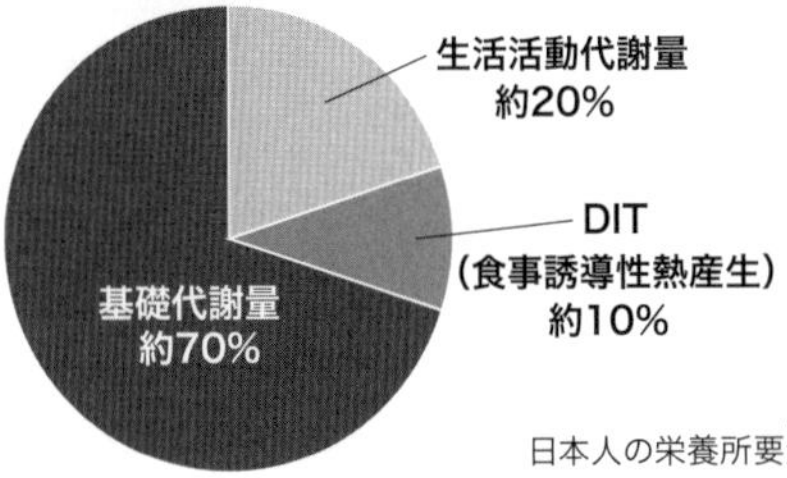

厚生労働省
日本人の栄養所要量 より作成

基礎代謝量(平均値)の年齢変化

40歳を過ぎると急激に下がっていくため、対策を講じないと肥満になりやすくなります。

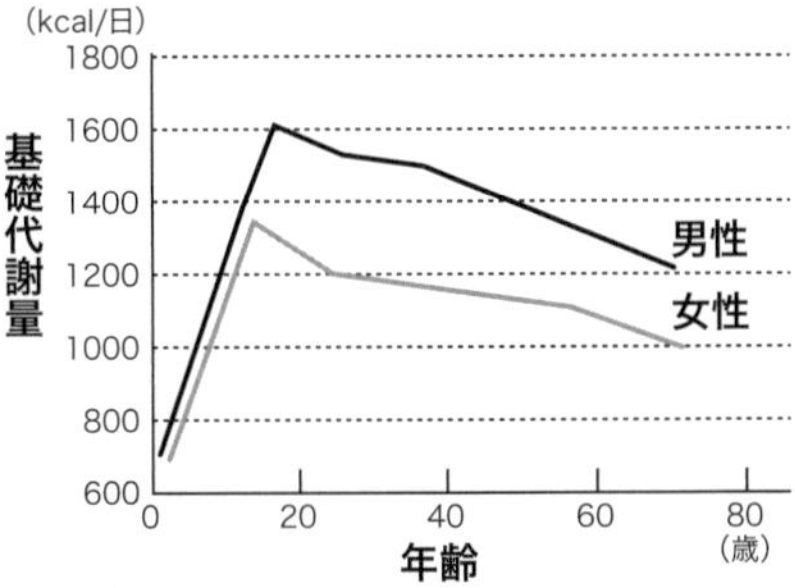

日本人の肥満者の年次推移

日本における肥満者の割合は、増加傾向が続いています。増加は男性、特に40代、50代の男性が顕著です。2012年、肥満者の割合は、40代男性で36.6%、50代男性で31.6%に達しました。

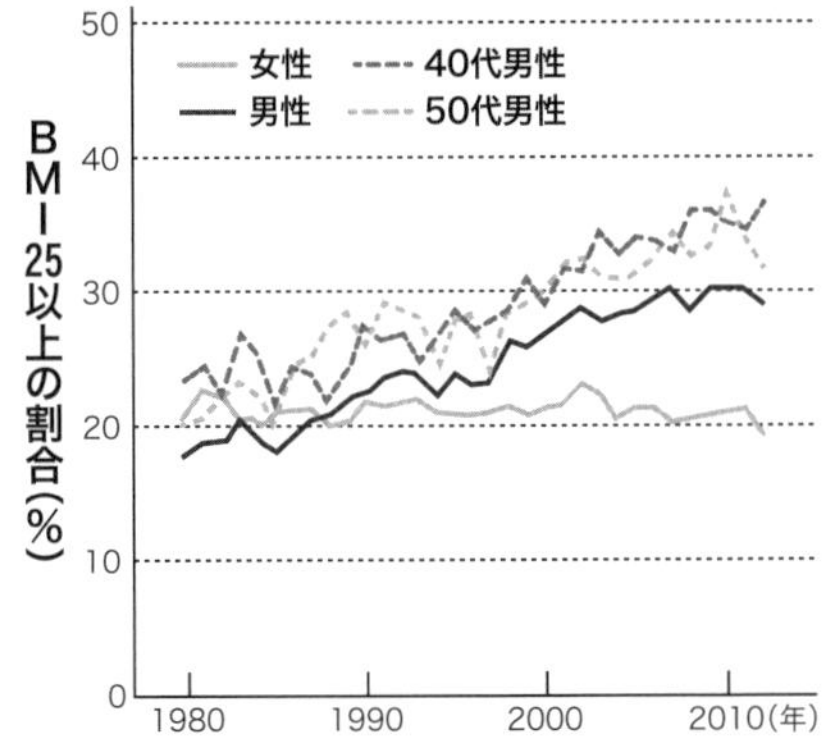

厚生労働省 平成24年国民健康栄養調査年次結果 より作成

BMI(体格指数)と死亡率

BMIが高い肥満の人ほど死亡率が高くなります。

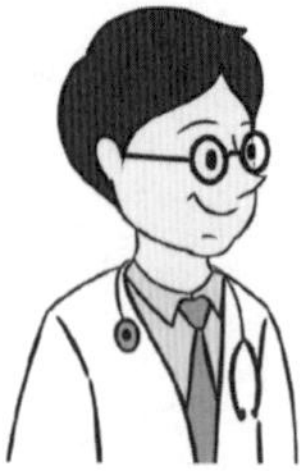

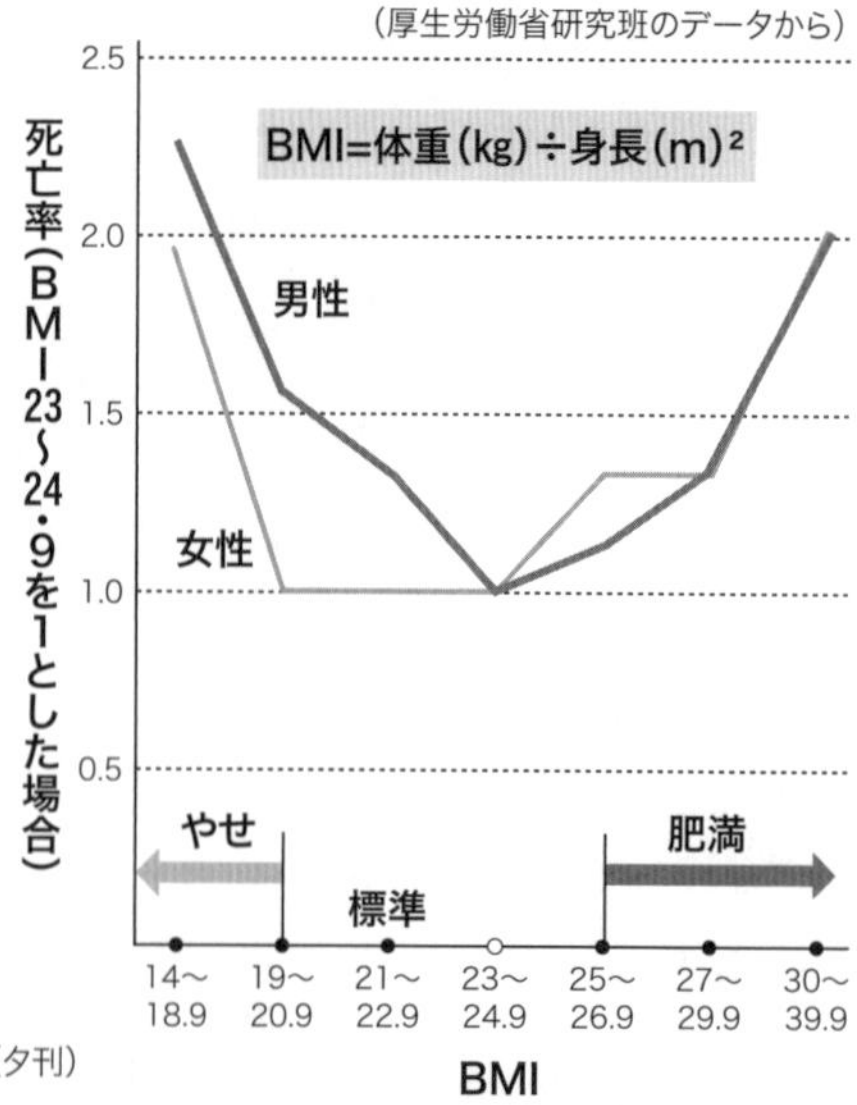

2002年5月9日　日本経済新聞(夕刊)

中性脂肪(トリグリセライド)値と冠動脈疾患

中性脂肪値と虚血性心疾患の死亡率を、日本とアメリカの調査で比較してみました。中性脂肪値が100mg/dℓのときの危険度を1とすると、日本では140mg/dℓで約2倍、180mg/dℓで3倍、250mg/dℓで5倍となります。アメリカは250mg/dℓで1.7倍になるのと比べて、日本は中性脂肪が上昇すると虚血性心疾患の危険度が急上昇していました。

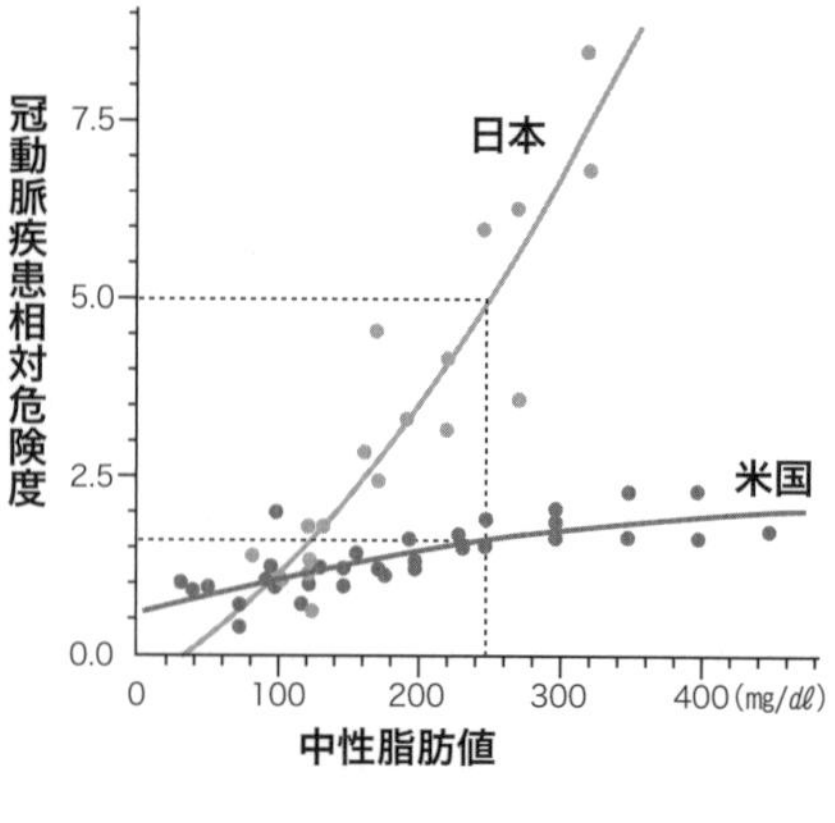

中性脂肪値が高いと大腸腺腫の危険度が高まる

中性脂肪の値が高いほど大腸がんになる危険度が高まります。

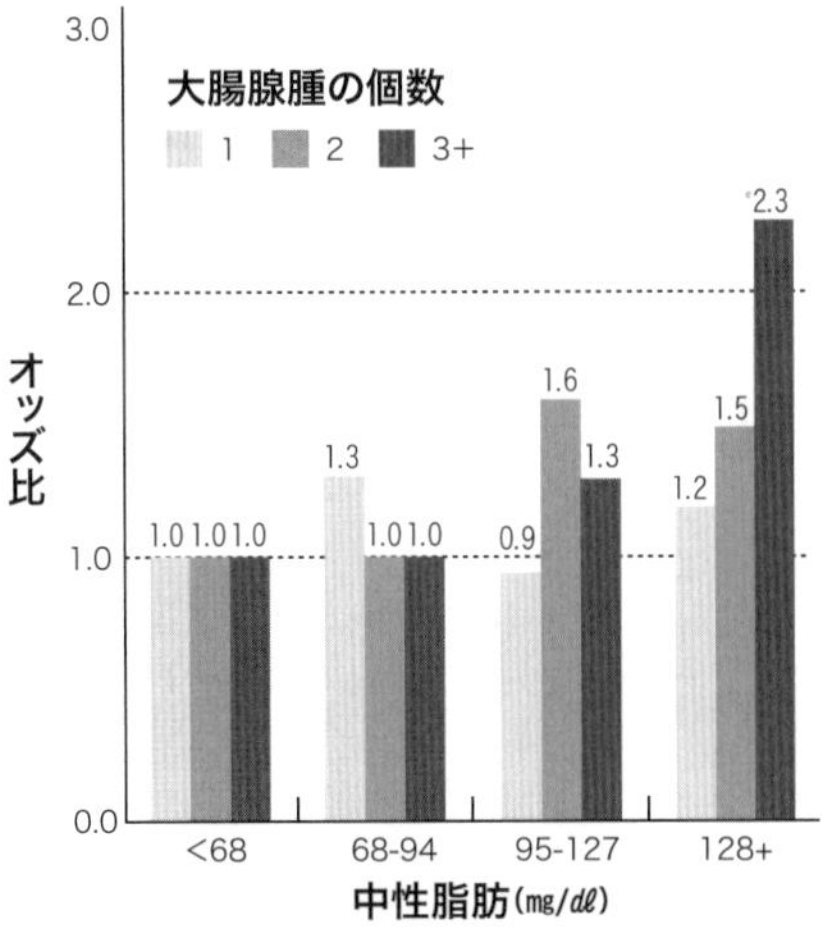

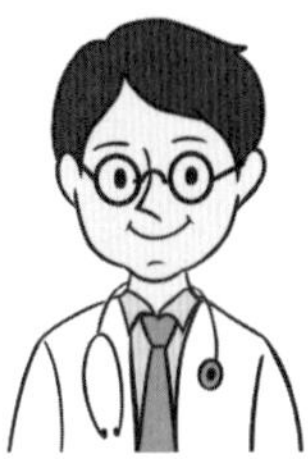

性別、年齢層、受診期間、肥満指数、運動、飲酒、大腸がん家族歴、アスピリン等の使用、食物繊維・葉酸・カルシウム・ビタミンD・赤身肉の摂取を補正。

リバウンドを繰り返すと……

ダイエットを行っても、その後、リバウンドを繰り返していると徐々に脂肪がふえることがわかります。

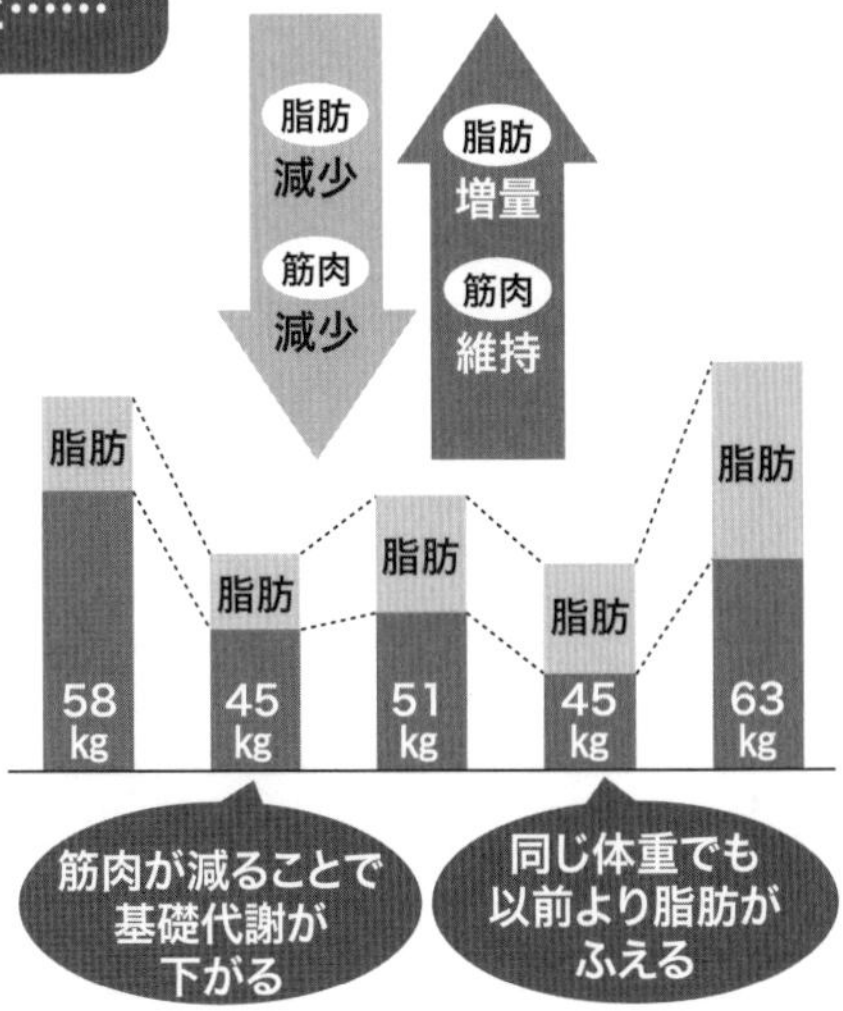

※図中では筋肉量を維持と記載しているが、食生活の偏りや運動不足は筋肉量を減らす結果となる。

とり過ぎたエネルギーは体内に中性脂肪として蓄えられる

パンやご飯、麺類などをはじめ、炭水化物に多く含まれる糖質は、消化吸収されてブドウ糖となり、人間が日常生活を送るうえで欠かせないエネルギー源となります。ブドウ糖は、血液の中に含まれており、エネルギーが必要な筋肉へ適宜、運ばれています。

しかし、食べ過ぎたり、運動不足になると、エネルギー源として使いきれず、中性脂肪に姿を変え、皮下脂肪や内臓脂肪として蓄えられるとともに、肝臓にも運ばれて蓄えられます。

内臓脂肪とは、小腸から吸収された栄養分を肝臓に運ぶ門脈の周辺に蓄積する脂肪のことで、内臓の周囲にべったり張りついています（75ページ参照）。

75ページの下の図に示すように、内臓脂肪は、40代、50代を過ぎるころになると急増することがわかっています。

肝臓では、食べ過ぎによって蓄えられたブドウ糖や脂肪酸を原料にして、中性脂肪がどんどんつくられるようになります。

内臓脂肪とは

内臓脂肪とは小腸から肝臓に向かって走る門脈の周辺にべったりつく脂肪のこと。おなかを中心とした内臓のまわりについた脂肪なので、内臓脂肪と呼ばれます。

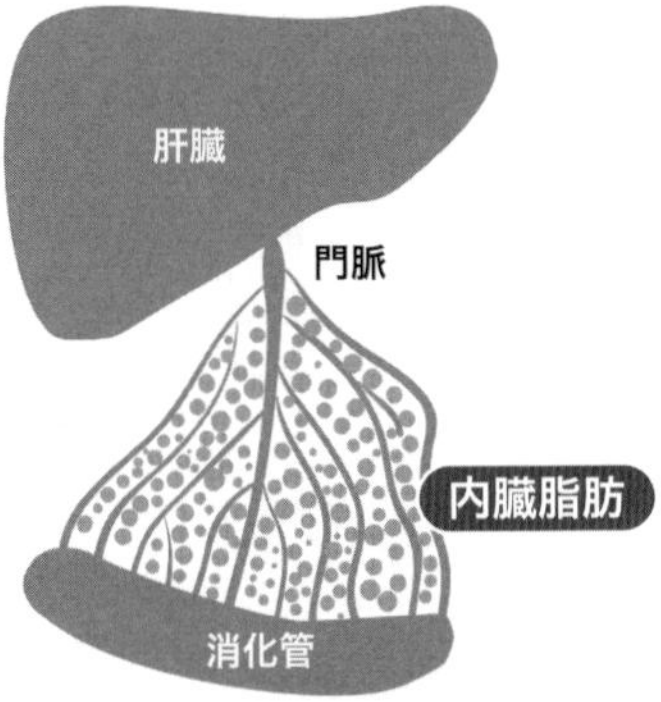

内臓脂肪は40代、50代を過ぎると急増

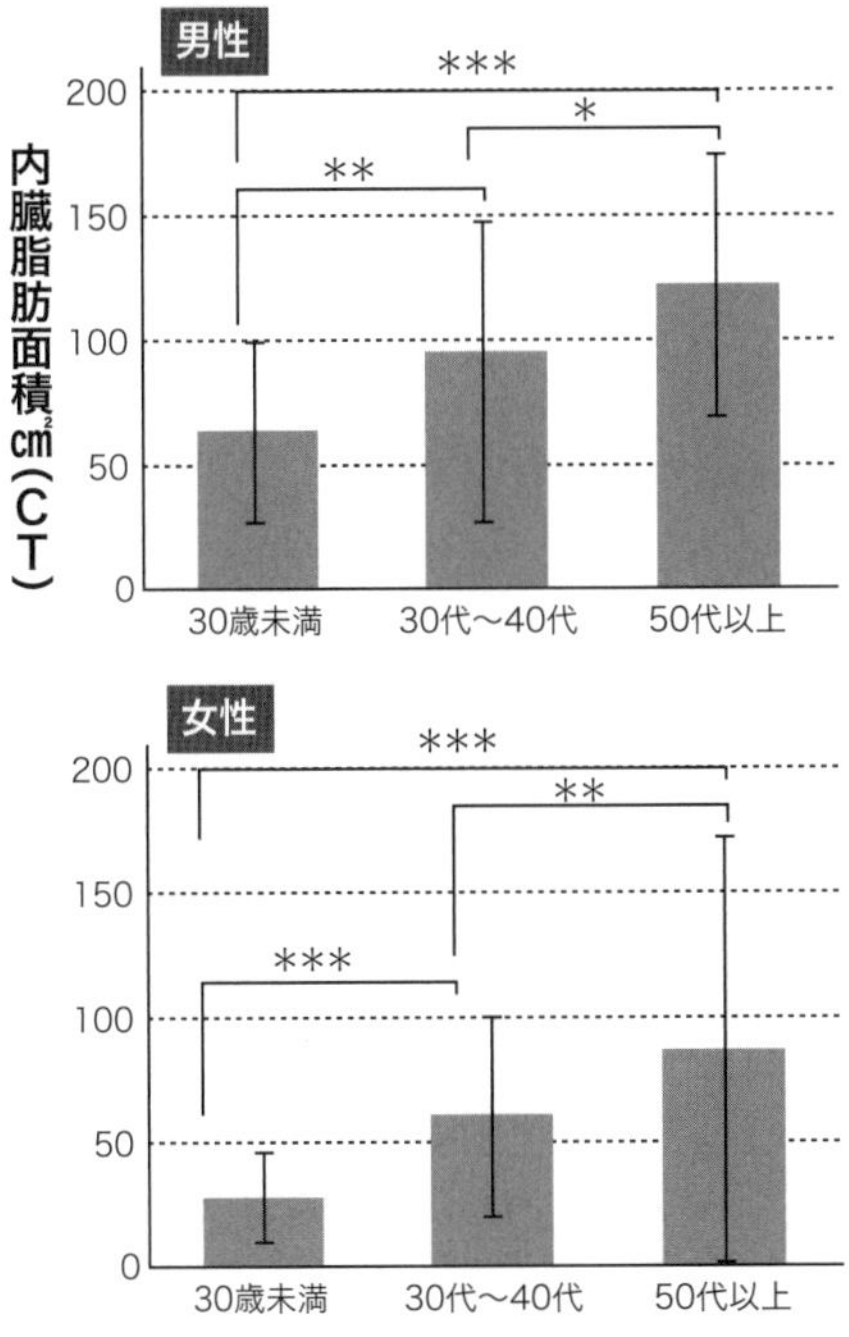

男性も女性も、内臓脂肪は40代、50代になるとぐんとふえます。

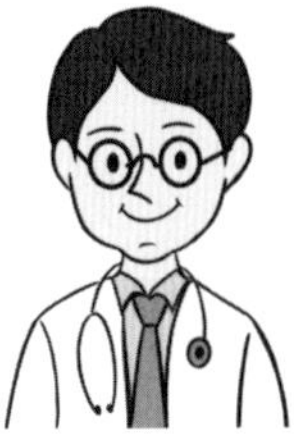

＊；$p<0.05$、＊＊；$p<0.01$、＊＊＊；$p<0.001$
＊が付いているところには統計学的に有効な差があるということ
（＊の数が多いほど差が大きい）

2001年体力医学会関東地方会発表資料より

食事でとった糖質と脂質が中性脂肪として体に蓄えられるプロセス

食べ過ぎたり運動不足になったりすると、食事でとった糖質と脂質はエネルギー源として使いきれず、中性脂肪として蓄えられます。

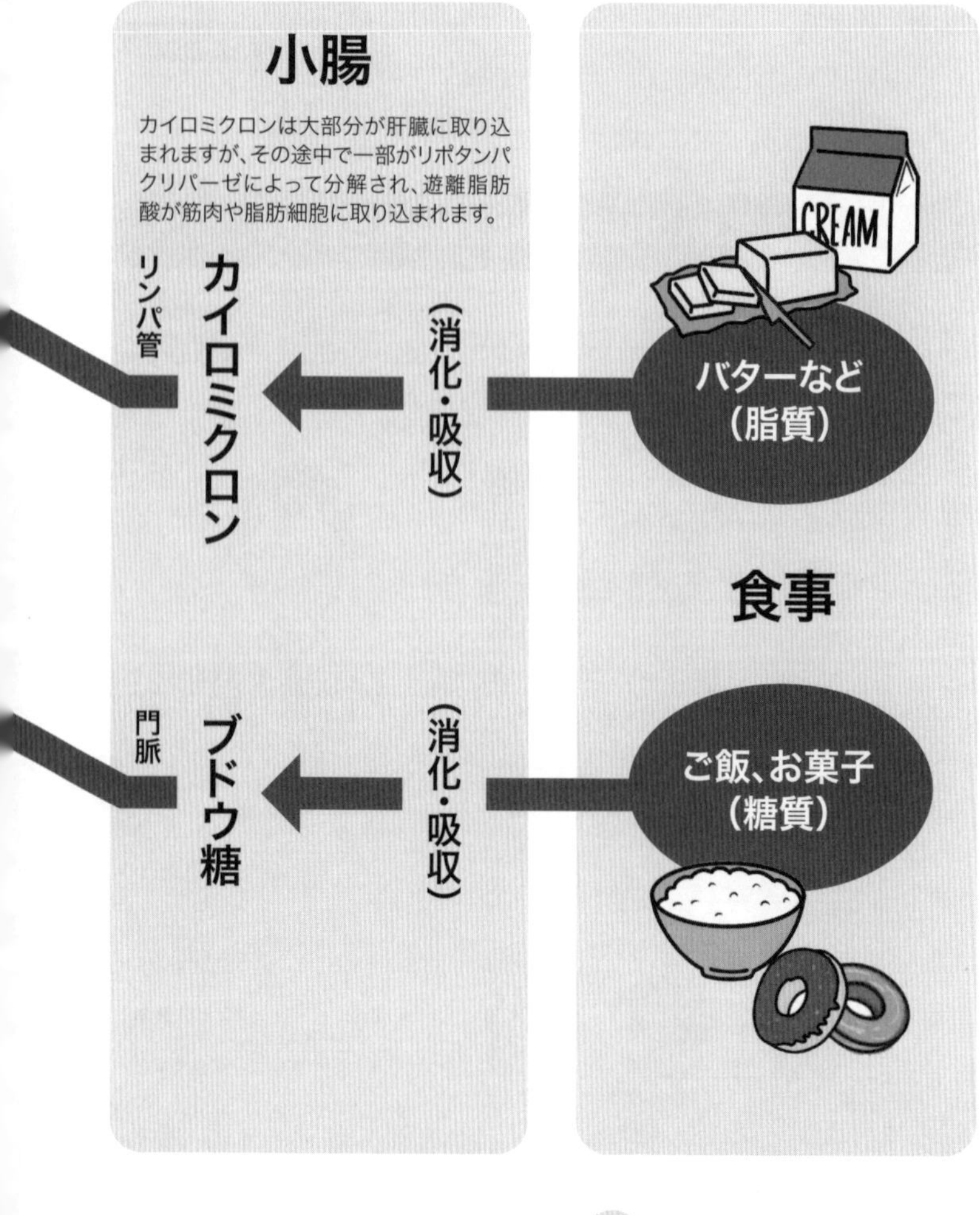
小腸
カイロミクロンは大部分が肝臓に取り込まれますが、その途中で一部がリポタンパクリパーゼによって分解され、遊離脂肪酸が筋肉や脂肪細胞に取り込まれます。
リンパ管
カイロミクロン
（消化・吸収）
バターなど（脂質）
CREAM
食事
門脈
ブドウ糖
（消化・吸収）
ご飯、お菓子（糖質）

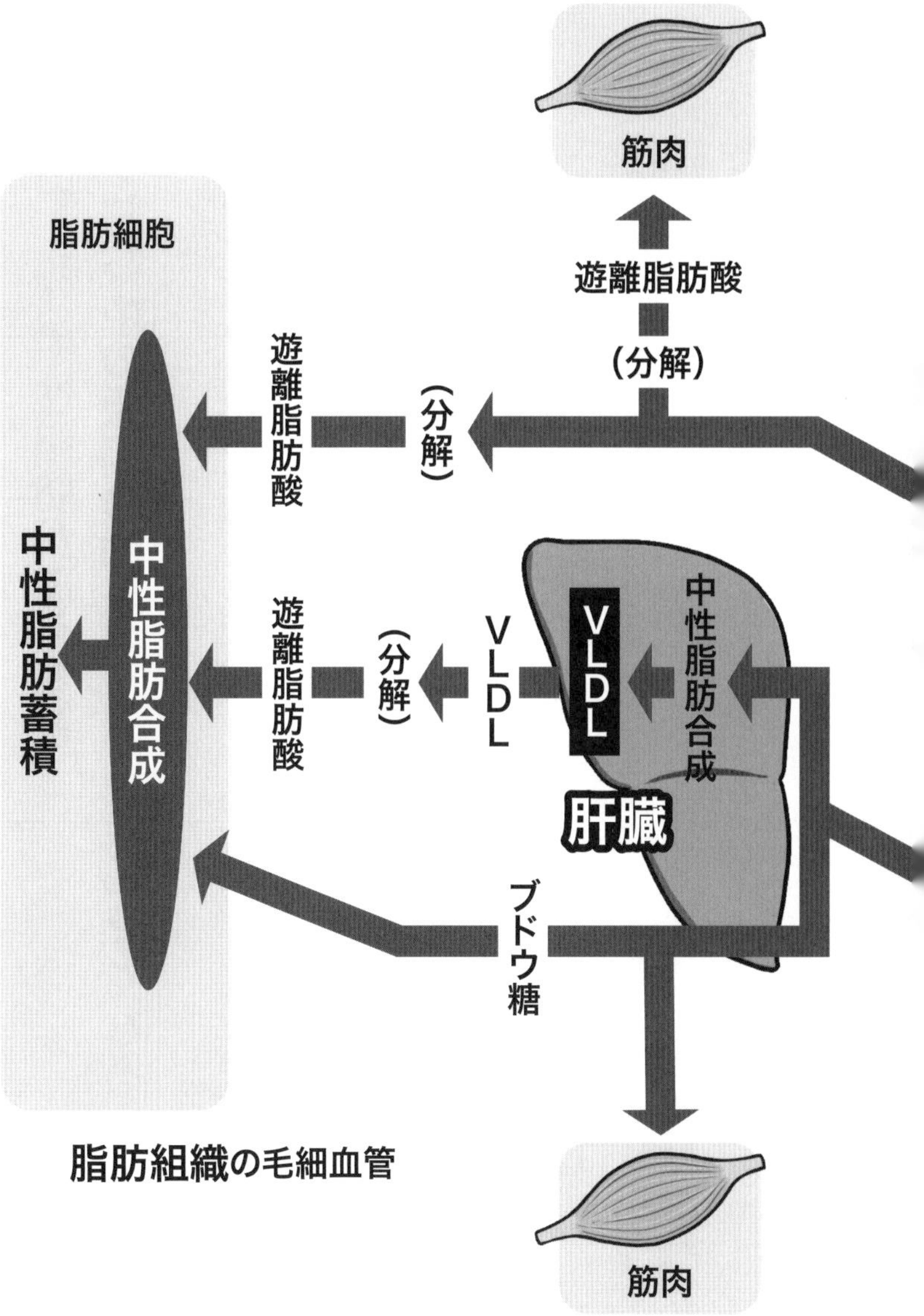
筋肉
遊離脂肪酸
(分解)
脂肪細胞
遊離脂肪酸
(分解)
中性脂肪合成
中性脂肪蓄積
遊離脂肪酸
(分解)
VLDL
VLDL
中性脂肪合成
肝臓
ブドウ糖
脂肪組織の毛細血管
筋肉

コレステロール・中性脂肪がふえると心筋梗塞・脳卒中の原因の動脈硬化が起きやすくなる

日本人のコレステロール値が高くなったのは、食生活が欧米化し、炭水化物の摂取量が減って脂質の摂取量がふえ出したことが大きな要因です。

このことを示したのが、79ページのグラフです。

タンパク質の摂取量はさほど変化していないにもかかわらず、炭水化物が減るにつれ、脂質の量がふえ続けていることがわかります。

食べ過ぎることによって、肝臓の中性脂肪やコレステロールの合成がふえてしまうと、結果的に血栓ができやすくなります。そのメカニズムを示したのが、80ページの図です。

動脈に血栓ができると動脈を塞いでしまうため、重大な血管の病気を引き起こしてしまいます。

脳の動脈の血管が詰まり、その先の細胞が壊死してしまうのが脳梗塞で、心臓の細胞に酸素と栄養を運ぶ冠動脈を塞いでしまうと起こるのが心筋梗塞です。

コレステロールと中性脂肪がふえ過ぎることは何としても防がなければならないのです。

日本人の三大栄養素摂取の変遷

日本人のコレステロール値が高くなったのは、炭水化物の摂取量が減って脂質の摂取量がふえたことが大きな要因です。

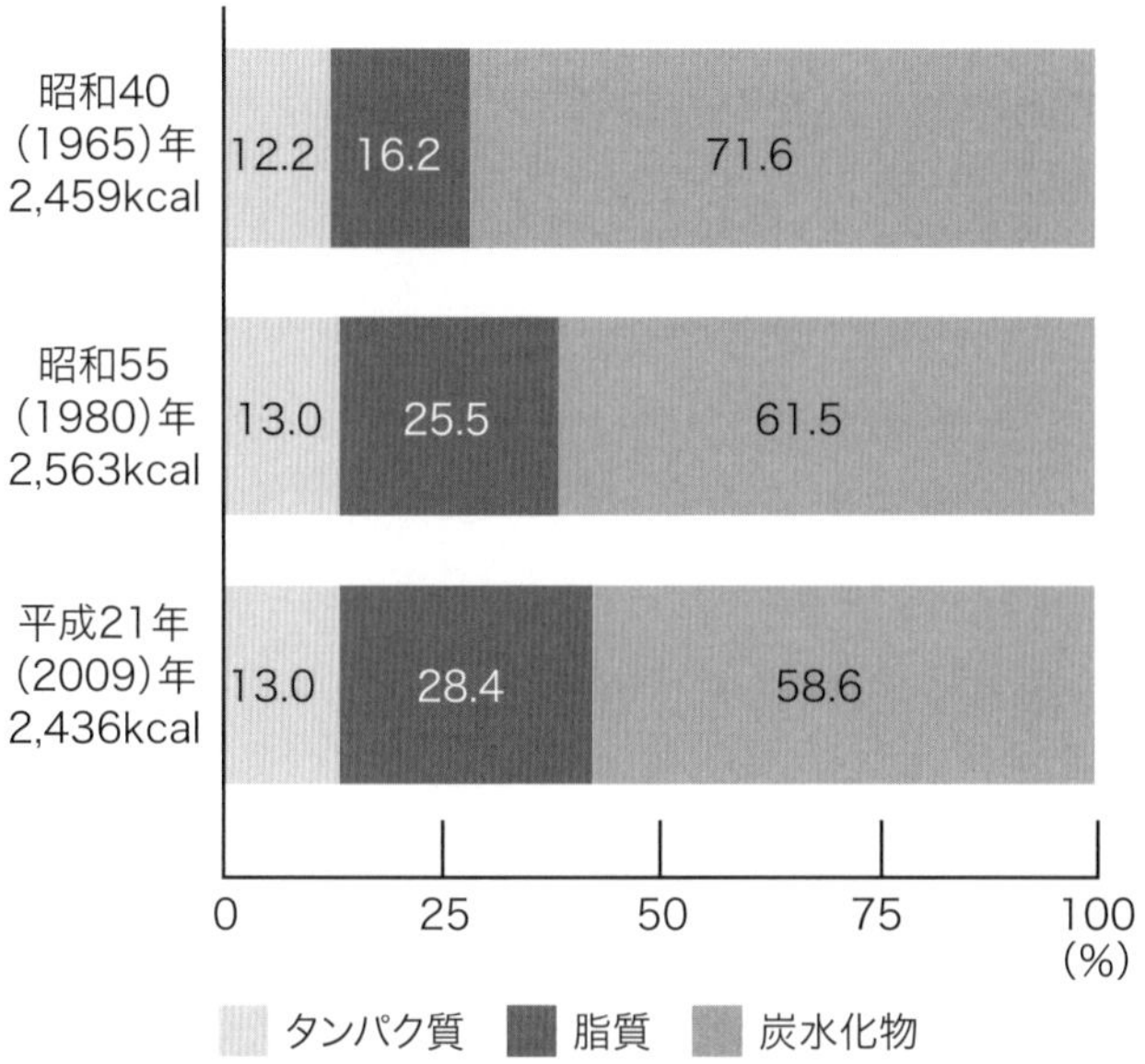

農林水産省 食生活の動向と食育の取組
http://www.maff.go.jp/j/wpaper/w_maff/h22_h/trend/part1/chap1/c2_02_01.html
2013/4/26参照

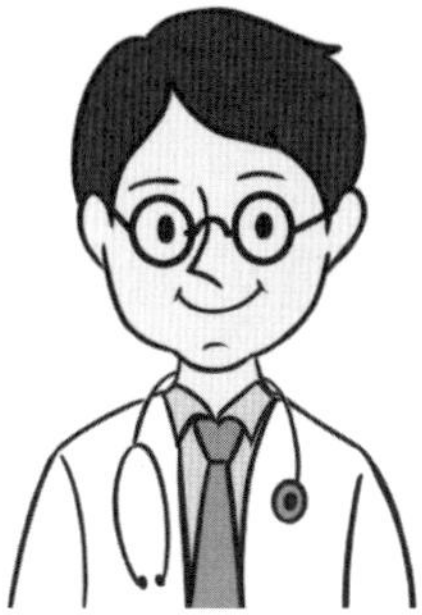

コレステロール・中性脂肪がふえると血栓ができやすくなる

食べ過ぎたりして、肝臓のなかで中性脂肪やコレステロールがふえすぎると、この図に示すように、悪玉のLDLがふえて善玉のHDLが減り、血栓ができやすくなります。

食べ過ぎなどで、肝臓での中性脂肪やコレステロールの合成がふえると……

↓

血液中のVLDLがふえる
(中性脂肪値が高くなる)

↓

悪玉のLDLの合成がふえる
(LDLコレステロール値が高くなる)

↓

超悪玉の小型LDLがふえる

↓

善玉のHDLが減る
(HDLコレステロール値が低くなる)

↓

血栓ができやすくなる

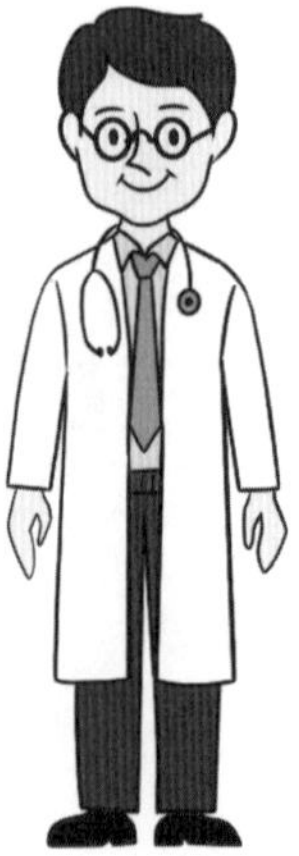

PART3

ステップ3

【調理と食材】コレステロールをぐんと減らせるちょっとしたコツ

コレステロール値を下げるために、最も大事なのは食事です。コレステロール値を下げるために有効な栄養素は何か、食材はどれか、どのような料理にして食べれば効果的か……。コレステロール値を下げる調理のテクニックも含め、具体的に紹介します。

血中のコレステロールを下げる食事の基本

　中性脂肪とコレステロールを減らすには、どのような食事をすればよいのでしょうか。

　脂質を改善するための食事のポイントとは、1日の摂取エネルギーのうち、炭水化物60％、タンパク質15～20％、脂質20～25％のバランスでとり、コレステロールの摂取量を1日２００㎎未満に抑え、食物繊維をとり、アルコールを控え、野菜や果物をとることです。

　コレステロール値を上げる食品、下げる食品は83ページのようなものです。また、1日にとる食事の適正なエネルギー量を算出する計算法を示しますので、自分で計算してみましょう。

脂質を改善するための食事のポイント

- 1日の総エネルギー摂取量（kcal）を適正にする（83ページ参照）
- 脂質エネルギー比率：20～25％、飽和脂肪酸エネルギー比率：4.5％以上7％未満、コレステロール摂取量：200㎎/日未満
- オメガ3系列多価不飽和脂肪酸の摂取をふやす
- 工業由来のトランス脂肪酸の摂取を控える
- 炭水化物エネルギー比率を50～60％とし、食物繊維の摂取をふやす
- 食塩の摂取は6g/日未満を目標にする
- アルコールの摂取を25g/日以下に抑える

日本動脈硬化学会　動脈硬化性疾病予防ガイドライン2017年版

血中のコレステロール値を上げる食品、下げる食品

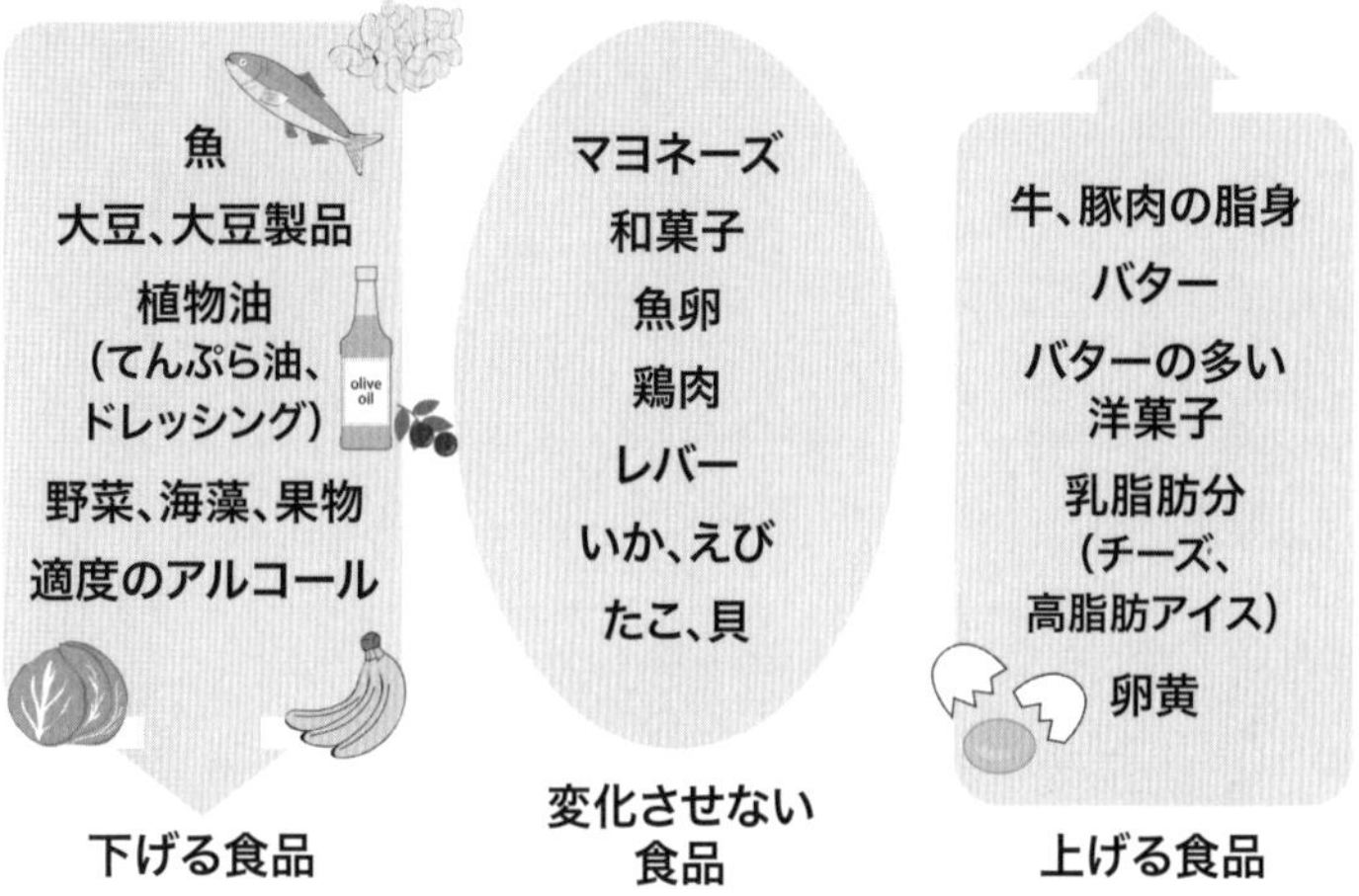

適正な食事量を算出するための計算方法

●1日に必要なエネルギー量を算出するための計算法

1日に必要なエネルギー量(kcal) ＝ 標準体重(kg) × 標準体重1kgあたりに必要なエネルギー量(kcal)

●標準体重を算出するための計算法

標準体重(kg) ＝ 身長(m) × 身長(m) × 22

例
身長158㎝の人の
標準体重＝
1.58×1.58×22
=54.9kg

●標準体重1kgあたりに必要なエネルギー量

- デスクワークの多い事務員、技術者、管理職などの場合　25〜30kcal
- 外回りが多い営業マン、店員、工員などの場合　30〜35kcal
- 農業・漁業従事者、建設作業員　35〜40kcal

コレステロールを下げる調理テクニック

コレステロールや中性脂肪を減らすためには、料理をするときにどのような注意が必要なのでしょうか。

まずは材料。肉を選ぶのであれば、バラ肉やひき肉をやめてヒレ肉やもも肉を選択します。脂肪の多い加工肉も避けましょう（85ページ参照）。

調理法でいえば、同じ野菜炒めでも生からではなく、湯がいてから炒めると少量の油でも火が通りやすくなります。ムニエルやソテーにすれば、油の摂取量が少なくなります（86ページ参照）。揚げ物では、天ぷらやフライといった衣の厚い揚げ物よりも、から揚げ、素揚げのほうが吸油率が少なくなります（同）。

調理の工夫としては、豚ロース肉などは白い脂身部分をていねいに切り取り、鶏肉は皮と黄色い脂肪を取り除いてから調理をしましょう。ステーキは、網かグリルで焼くと余分な脂肪分を20%ほどダウンさせることができます。

肉の部位別の脂肪含有量、エネルギー量、コレステロール量

（100gあたり）

…脂肪の少ない部位　…脂肪の多い部位

	食品名	脂肪の含有量	エネルギー	コレステロール
牛肉（国産牛）	もも肉	9.9g	181kcal	67mg
	ヒレ肉	11.2g	195kcal	60mg
	サーロイン（脂身つき）	27.9g	334kcal	69mg
	赤身ひき肉	21.1g	272kcal	64mg
豚肉	ヒレ肉	1.7g	112kcal	65mg
	もも肉（脂身つき）	10.2g	183kcal	67mg
	ひき肉	17.2g	236kcal	74mg
	ロース肉	22.6g	291kcal	62mg
	バラ肉（脂身つき）	35.4g	395kcal	70mg
鶏肉	ささ身	0.8g	109kcal	66mg
	もも肉（皮つき）	14.2g	204kcal	89mg

●脂肪の多い加工肉の脂肪含有量、エネルギー量、コレステロール量

加工肉	コンビーフ	13.0g	203kcal	68mg
	ウインナソーセージ	28.5g	321kcal	57mg
	ベーコン	39.1g	405kcal	50mg
	サラミソーセージ	43.0g	497kcal	97mg

「七訂日本食品標準成分表」より

炒め物の吸油率

野菜炒め（生から炒めた場合）	7〜10%
野菜炒め（湯がいてから炒めた場合）	3〜4%
ムニエル	5%
ソテー	4%

（数値は、材料の重量に対する油の重量の割合を示している）

揚げ物の吸油率

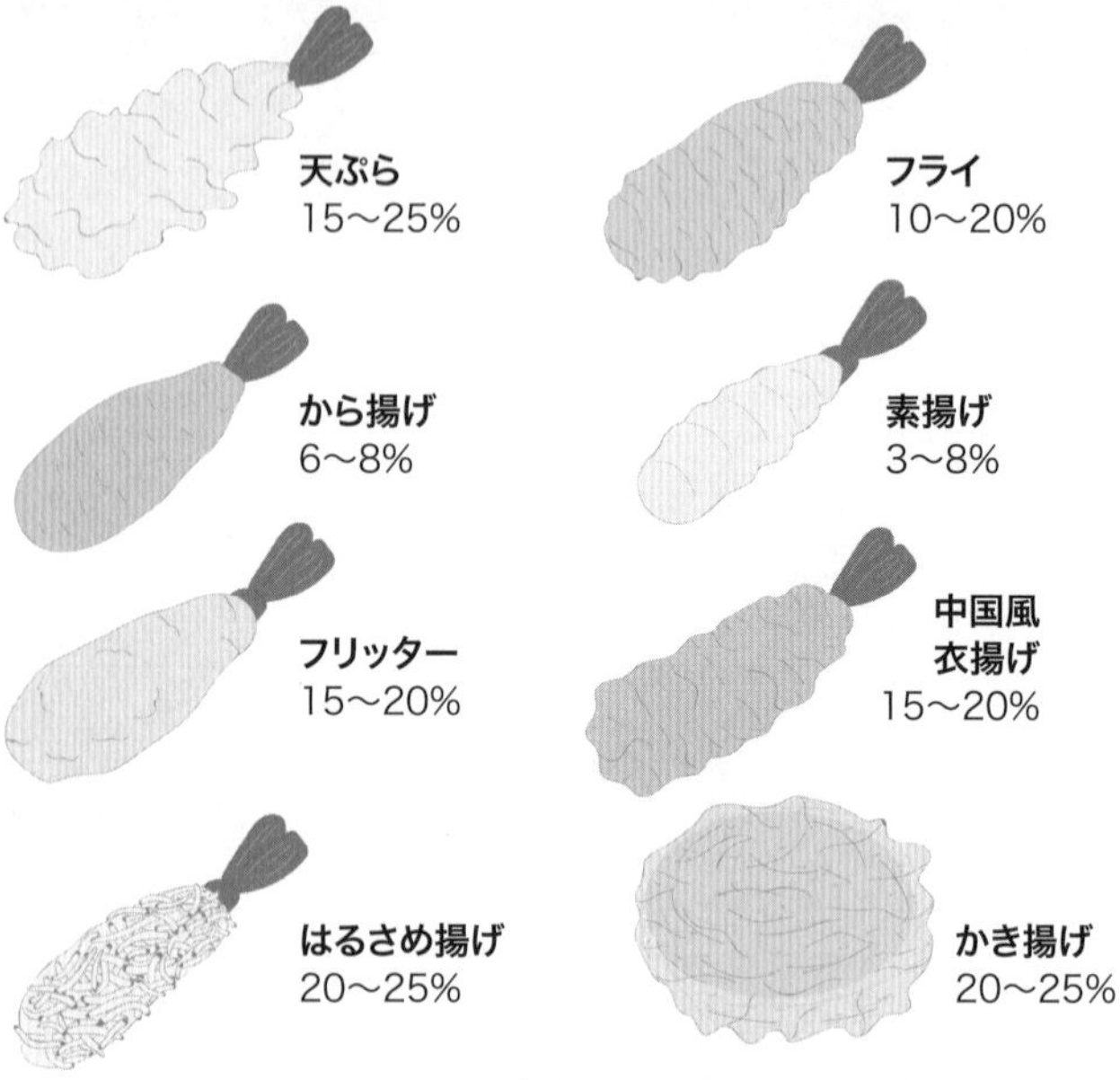

（数値は、材料の重量に対する油の重量の割合を示している）

コレステロール・中性脂肪を減らす調理の工夫

煮る・ゆでる

●肉の煮込み料理では、浮いた脂肪やアクをていねいにすくい取る。肉のゆで汁や煮汁には、うまみも溶け出しているため、スープなどに活用する際、表面に浮いた脂や、冷まして白く固まった脂をきれいに取り除く

蒸す

●蒸し器の底に置いた皿の上に箸を渡し、その上に肉をのせて蒸す
●少量の植物油で肉をサッと焼いて表面の脂を取り除いてから蒸す
●電子レンジで蒸すときは、耐熱皿に肉を並べ、少量の日本酒をふってラップを軽くかけて加熱する

下ごしらえ

●豚ロース肉などの白い脂身部分は、調理の前にていねいに切りとっておく。脂身分が肉のうまみやコクのもとなので、風味を残したいときは脂身をつけたまま調理し、食べるときに取り除いてもよい
●加熱すると脂肪が落ちやすいので、肉は薄いものを選ぶか薄切りにする
●鶏肉は皮のまわりに脂肪がついているため、鶏肉の皮と黄色い脂肪などを取り除いてから調理する
●ベーコンの薄切りは熱湯を回しかけて脂を落としてから、バラ肉は下ゆでしてから調理する
●豚肉の塊は脂肪がかなり多いので、ゆでていったんゆでこぼすか、ゆでてそのまま冷まし、肉の表面に白く固まった脂を取り除いてから料理に使う

※肉に限らず、油揚げや生揚げ、がんもどき、魚の切り身なども、油抜きという下ごしらえの方法があります。たっぷりの熱湯でサッと下ゆでしたり、熱湯を全体に回しかけたりするもので、余分な油脂分を落とすことができます。

〈食物繊維〉

コレステロールの吸収を抑える食物繊維は必須の栄養成分

ＬＤＬコレステロール値を下げるには、毎日の食生活に食物繊維を積極的に取り入れることが大切です。食物繊維とは、人間の消化酵素では分解されない食物中の成分で、次のような作用により、ＬＤＬコレステロール値を下げる効果があります。

消化液の一種である胆汁（胆汁酸が主成分）は、コレステロールを原料に肝臓でつくられ、肝臓から十二指腸に分泌されます。胆汁酸は消化の役目を終えると腸壁から吸収されて肝臓に戻ります（胆汁酸の腸肝循環）。この腸壁からの吸収を妨げるのが食物繊維です。

食物繊維は胆汁酸を包み込んで、そのまま便として体外に排出してしまうのです。排出されて不足した分の胆汁酸は補う必要があり、新しく合成するための主な原料として使われるのが血液中のＬＤＬコレステロールです。つまり、食物繊維によって間接的に血液中のＬＤＬコレステロールが減少するのです。

また、食物繊維には、腸内のコレステロールもからめとって、そのまま体外に排出する性質もあるため、腸から吸収されるコレステロールの量を抑えてくれます。

さらに、食物繊維は腸内で糖質や脂肪の吸収を遅らせたり、妨げたりする働きをします。このため、食後の急激な血糖値の上昇を抑えたり、中性脂肪をできにくくします。

食物繊維はコレステロールからつくられる胆汁酸を便として排泄させる

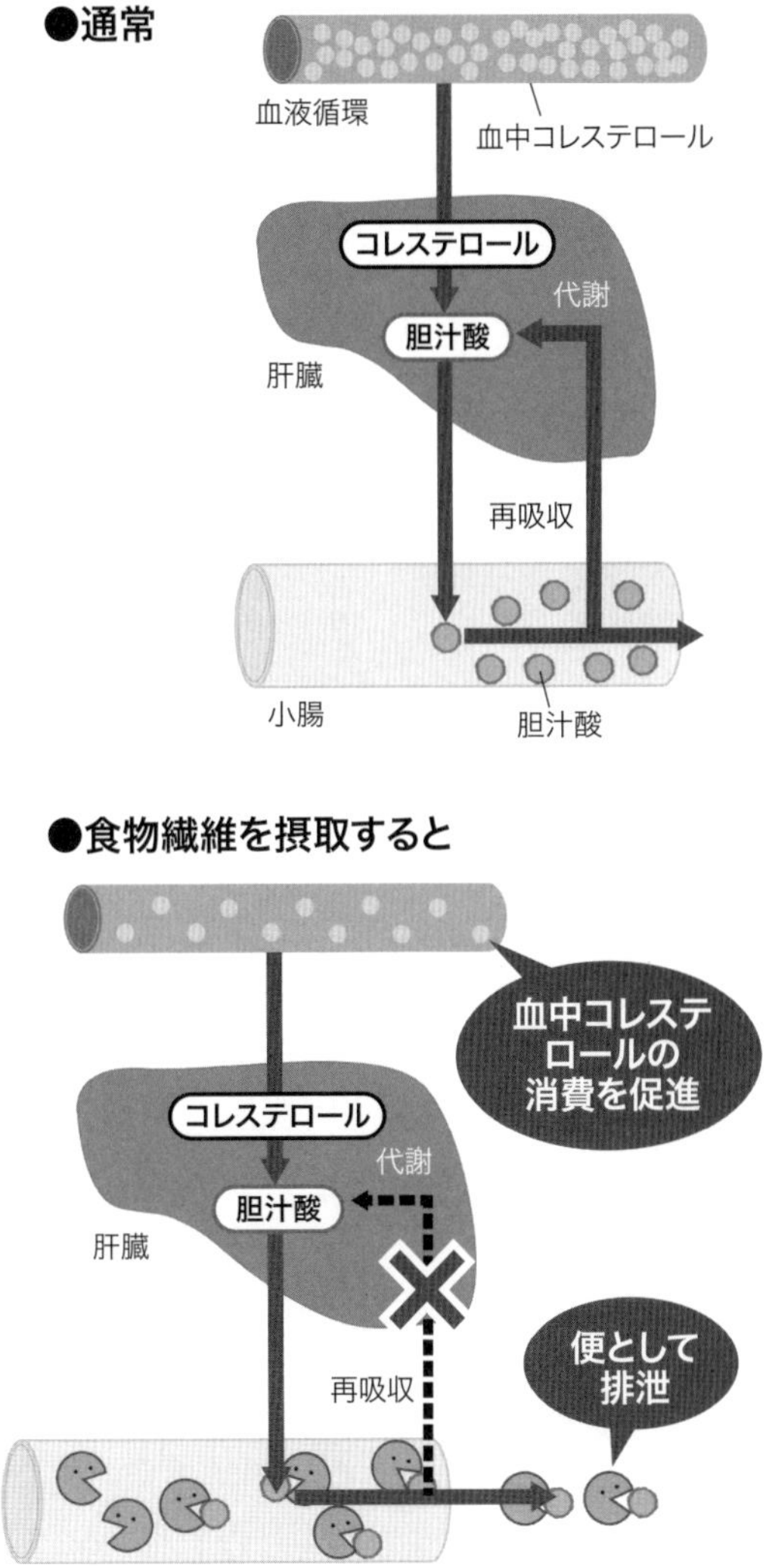

食物繊維の豊富な食材は、さまざまな方法で調理し食卓に並べるようにしましょう。1日にとりたい食物繊維の目標量は25g前後です。

食材の具体的な目安量は、成人では1日に野菜を350g以上、いもを100g前後、果物を200g程度、あわせて穀類、きのこ、海藻、豆（特に大豆）を適量です。

これらの食材を少量ずつ多種類組み合わせて、毎食、欠かさず食べるようにすれば、25g前後の食物繊維をとることができます。

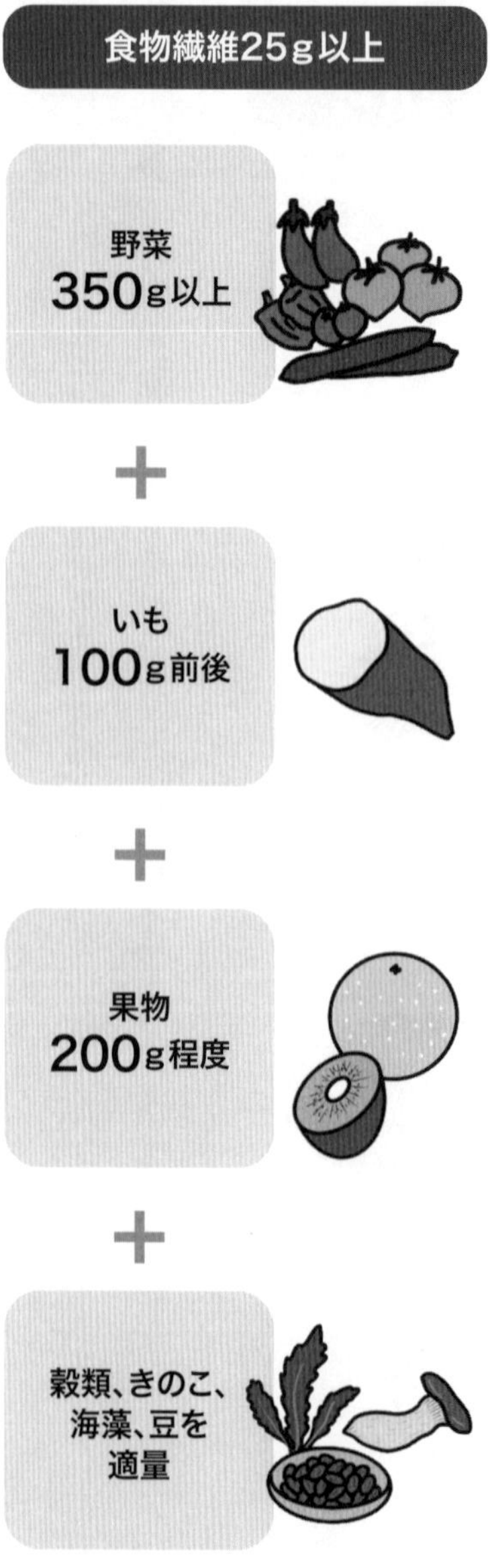

食物繊維の多い代表的な食品

穀類

・玄米
・胚芽米
・全粒粉パン
・ライ麦パン
・オートモール
・押し麦（大麦）
・とうもろこし

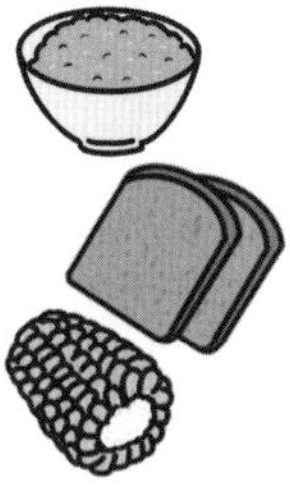

いも

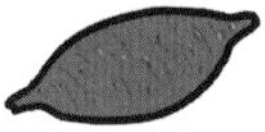

・里いも　・じゃがいも
・さつまいも　・山いも

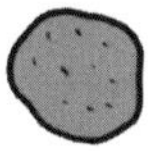

豆類

いんげん豆やあずき、大豆には食物繊維が多く含まれますが、特にひよこ豆の含有量はトップクラスです。

・大豆
・納豆
・おから
・枝豆
・あずき
・いんげん豆
・グリンピース
・ひよこ豆

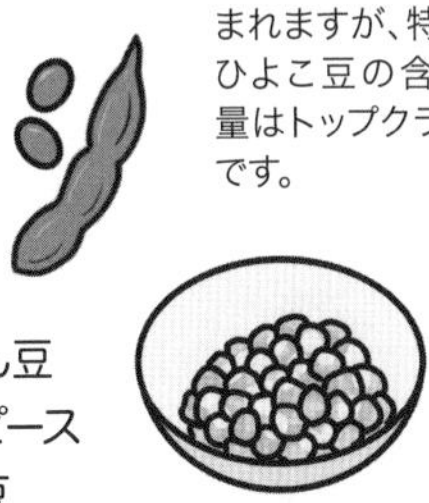

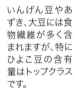

きのこ

・しいたけ
・えのきだけ
・しめじ
・きくらげ
・マッシュルーム
・エリンギ

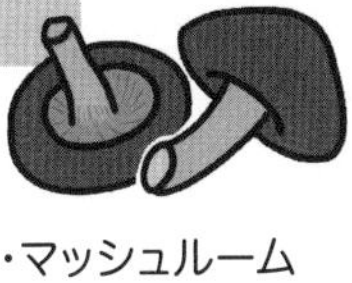

海藻・こんにゃく

一度に多く食べられる食材ではないので、さまざまな料理に少しずつ使って献立にのる回数をふやしましょう。

・わかめ
・昆布
・ひじき
・のり
・寒天
・こんにゃく
・しらたき

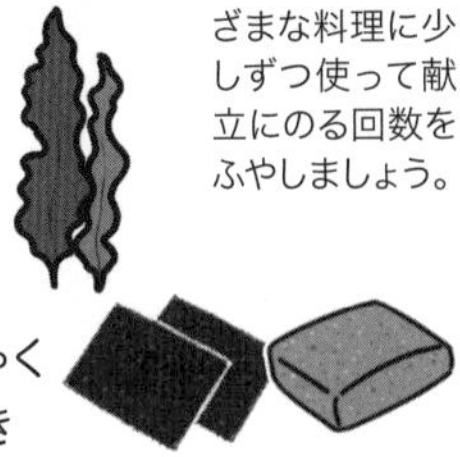

野菜

ブロッコリーやカリフラワーは、つけ合わせとして食べやすいだけでなく、食物繊維をとりやすい野菜です。粘りけのあるオクラやモロヘイヤも食物繊維が豊富なので、献立のもう一品として、おひたしなどの小鉢料理に利用しましょう。

・ごぼう
・カリフラワー
・たけのこ
・れんこん
・にんじん
・かぼちゃ
・ほうれんそう
・春菊
・ブロッコリー
・オクラ
・さやいんげん
・キャベツ
・大豆もやし
・切り干し大根

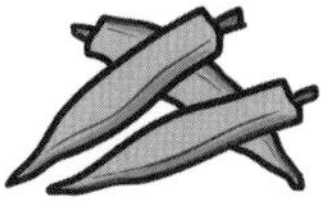

果物

・りんご　・バナナ
・いちご　・柿　・梨
・キウイ　・オレンジ

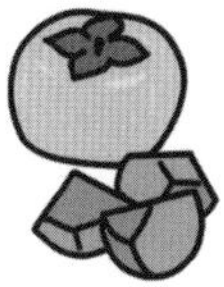

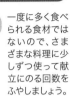

こんにゃくとブロッコリーを加えた食物繊維たっぷり主菜

牛肉赤身肉とブロッコリー、こんにゃくのオイスターソース炒め

材料(2人分)

牛こま切れ肉(赤身)…110g
こんにゃく…⅓枚(80g)
ブロッコリー…⅓個(80g)
サラダ油…小さじ1

A
酒…大さじ1
オイスターソース…小さじ2
しょうゆ…小さじ1
かたくり粉…小さじ½
こしょう…少々

エネルギー	糖質	塩分
158kcal	3.1g	1.2g

※1人分

作り方

1 こんにゃくは厚さを半分に切ってそれぞれに斜めに切り込みを入れ、食べやすい大きさに切り、フライパンで炒って水分をとばす。ブロッコリーは小房に分ける。

2 フライパンに油を熱し、牛肉をほぐすように入れて強火で炒め、色が変わったら、**1**のブロッコリーを加えて水小さじ2をふり入れ、蓋をして2〜3分蒸し焼きにする。

3 **1**のこんにゃくと、よくまぜた**A**を**2**に加え、手早く炒める。

(金丸絵里加)

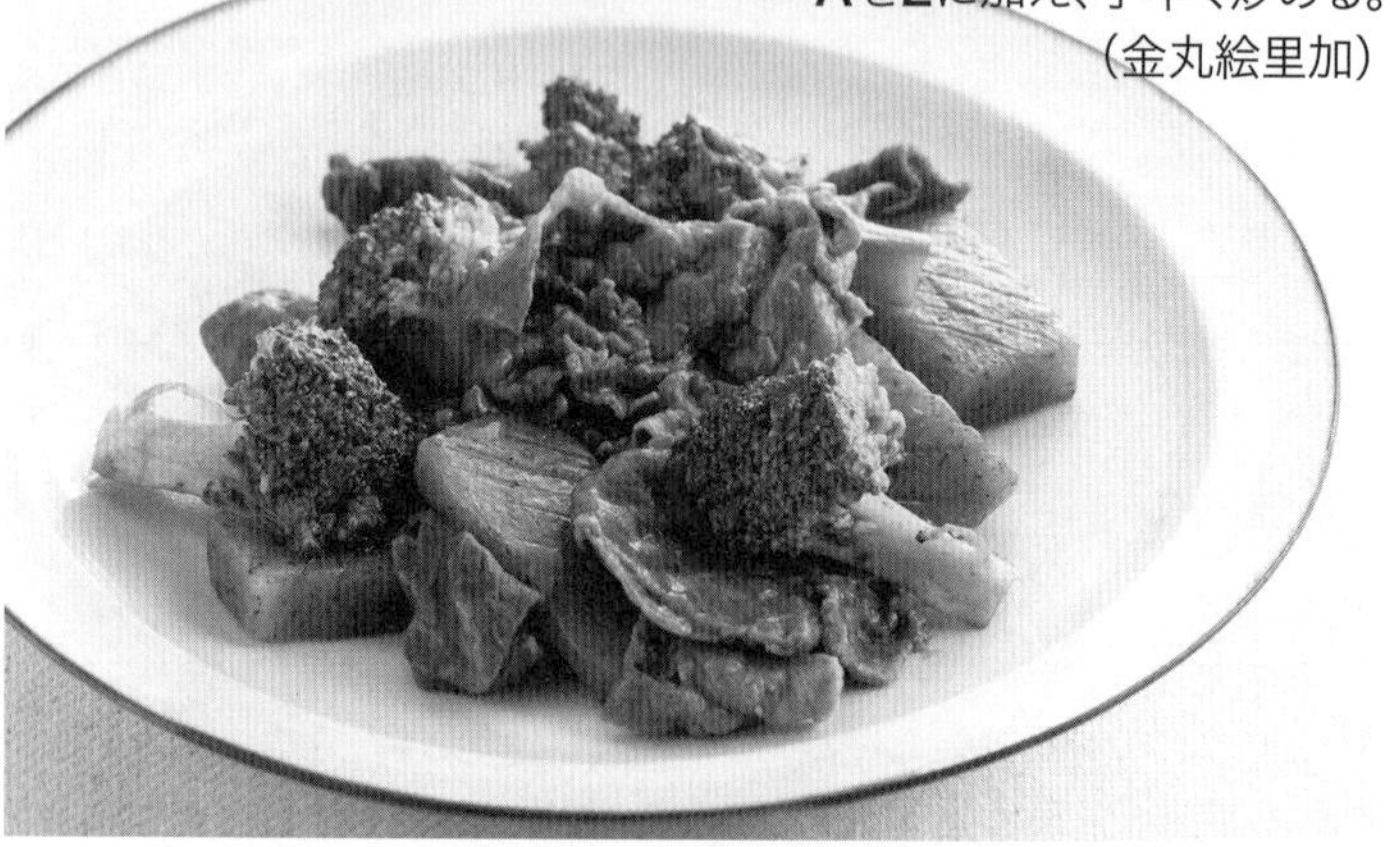

〈ビタミンE・ビタミンC〉

抗酸化ビタミンのビタミンEとCをたっぷりとって動脈硬化を予防

動脈硬化を起こす大きな要因のひとつであるＬＤＬコレステロールの酸化を予防するためには、さまざまな抗酸化物質を体内に取り入れることが必要です。

抗酸化物質とは、活性酸素を消去し酸化を抑える働き（抗酸化作用）を持った物質のことで、その大部分は食物からとることができます。血管の強化と動脈硬化の予防には、抗酸化物質の豊富な食物を積極的にとることが大切です。

そこでおすすめなのが、抗酸化ビタミンと呼ばれるビタミンＥとＣです。

ビタミンＥは、私たちの体の抗酸化システムの中でも、中心的な役割を果たし、血管壁の中でＬＤＬが酸化されるのを防ぐと考えられます。また、血管を丈夫にする、血行を促進するといった作用も報告されています。

ビタミンＣにも、活性酸素をすばやく消去し、脂質の酸化を抑えてくれる抗酸化物質としての働きがあります。血液中にビタミンＣがあると、ＬＤＬの酸化やビタミンＥの減少を食い止めてくれるのです。
動脈硬化を予防するために、食事を通してビタミンEとCをたっぷりとるようにしましょう。
2ついっしょにとると抗酸化作用がアップします。

ビタミンEを多く含む食品

脂溶性(油脂に溶ける性質)の抗酸化物質。脂質の過酸化を防ぐ。生体膜に取り入れられて、活性酸素による酸化から生体膜を守る。

所要量　男女とも100㎎

多く含む食品

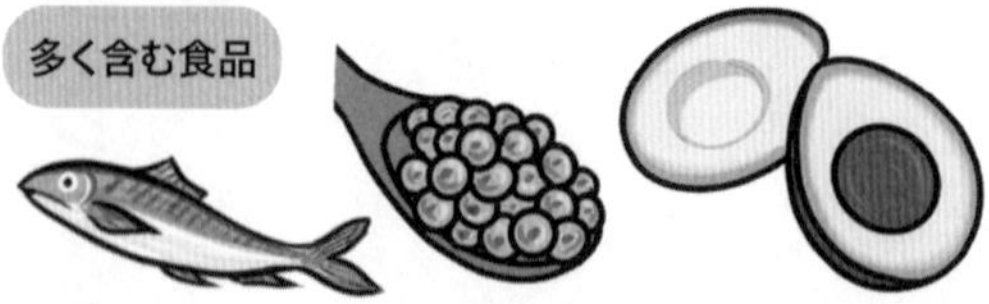

植物油(大豆油、コーン油、ひまわり油)、穀物類、ナッツ類(アーモンド、ピーナッツなど)、ごま、緑黄色野菜(かぼちゃ、ほうれんそうなど)、アボカド、豆腐、うなぎ、まぐろ、さんま、いわし、魚卵(すじこ、たらこ、イクラなど)

ビタミンCを多く含む食品

水溶性(水に溶ける性質)の抗酸化物質。脂質の過酸化を防いだり、風邪に対する抵抗力を高める。

所要量　男性10㎎・女性8㎎

多く含む食品

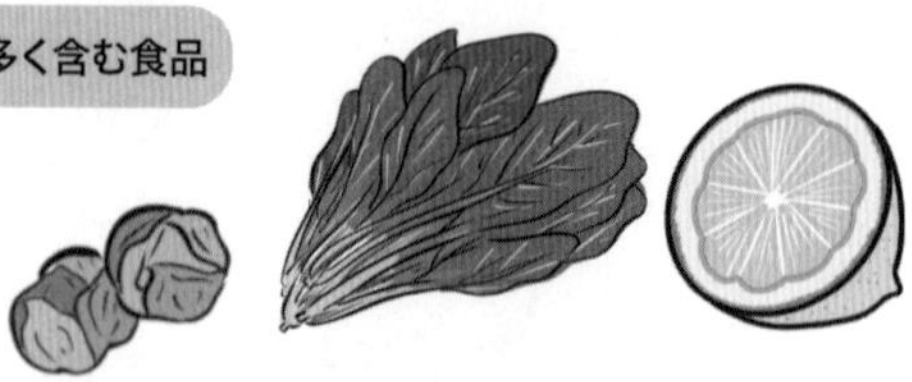

果物(柑橘類やいちご、キウイ、柿、レモンなど)、野菜(ブロッコリー、赤ピーマン、芽キャベツ、小松菜、ほうれんそう、菜の花、ゴーヤなど)、いも(さつまいも、じゃがいも)

かぼちゃの甘みと、ごまの香ばしさがコクのある味わいに

小松菜とかぼちゃ、豚肉のごましょうゆ煮

材料（2人分）

かぼちゃ…⅛個（正味150g）
小松菜…⅓束（100g）
豚もも薄切り肉…120g
サラダ油…小さじ1

A
だし汁…¾カップ
酒、すり白ごま…各大さじ1
しょうゆ…小さじ2
砂糖…小さじ1

作り方

1 かぼちゃは薄めのくし形切り、小松菜は4㎝長さに切り、豚肉は一口大に切る。

2 鍋に油を熱して豚肉を炒め、かぼちゃ、**A**を加えて蓋をし、弱火で10分煮る。小松菜を加えてさらに4〜5分煮る。

（岩﨑啓子）

エネルギー	糖質	塩分
221kcal	15.8g	1.0g

※1人分

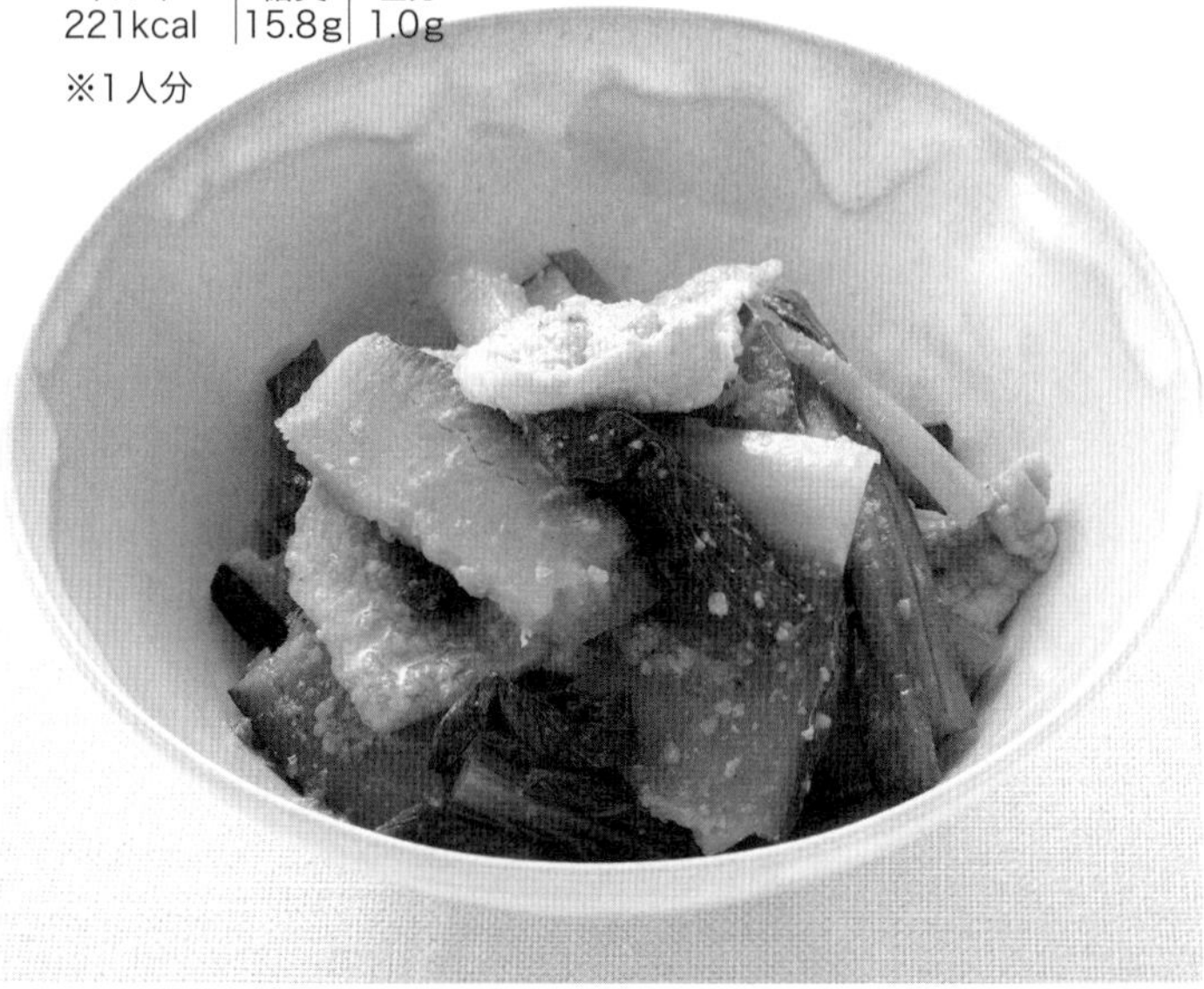

β-カロテンなどのカロテノイド色素がＬＤＬを酸化から守る

ＬＤＬの酸化を防ぐ抗酸化物質は、主に植物性の食品に多く含まれています。植物の葉や花、茎、果実などに含まれている色素や香り、渋み・苦みなどの成分の中に、強い抗酸化作用を持つものがあるのです。カロテノイドやポリフェノールなどがそれです。

まずカロテノイドですが、これは赤や黄色などの植物色素のひとつで、カロテンとキサントフィルの２つに大別されます。

カロテン色素の代表としてよく知られているのが、β-カロテンです。抗酸化物質の中でも最も抗酸化作用が強いもののひとつで、体内でビタミンＡとして働きます。β-カロテンを多く含む食品はなんといっても緑黄色野菜です。特ににんじん、かぼちゃ、春菊など色の濃い野菜ほど、その含有量がふえます。

キサントフィルには、赤ピーマンの色素成分であるカプサンチンや、赤い魚介類の色素成分アスタキサンチンなどがあります。

カロテノイドは油脂に溶けて吸収されます。また、加熱による損失が少ないのが利点。このため、緑黄色野菜は油炒めなどで調理すると、吸収率がとても高くなります。毎日の献立に緑黄色野菜を多く取り入れるようにしましょう。

カロテノイド色素の種類

- **カロテノイド**
  - **カロテン類**
    - **β-カロテン**　にんじん、かぼちゃ、ブロッコリーなどの緑黄色野菜や、柑橘類など
    - **リコピン**　トマト、あんず、すいか、柿など
  - **キサントフィル類**
    - **ルテイン**　ほうれんそう、ブロッコリー、芽キャベツ、いんげん豆など緑黄色野菜やとうもろこしなど
    - **カプサンチン**　赤ピーマン、とうがらしなど
    - **アスタキサンチン**　鮭の身、えび・かにの殻、桜えび、たいの皮、イクラ、すじこなど
    - **カンタキサンチン**　きのこ、鮭・ますの身など
    - **ゼアキサンチン**　かぼちゃ、だいだい色の果物（オレンジ、マンゴーなど）
    - **β-クリプトキサンチン**　みかんなどの柑橘類
- **フラボノイド**（ポリフェノールの一種。103ページ参照）

※カロテン類のリコピンや、キサントフィル類にもすぐれた抗酸化作用があります
※カロテノイドは温度の変化によって植物の中で合成されるため、植物の表面から内部まで広く存在します

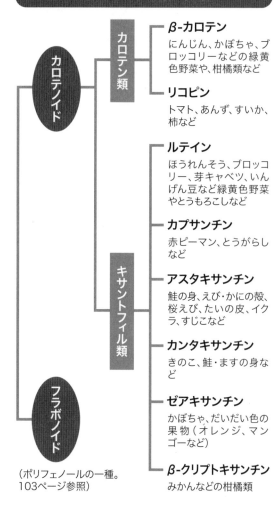

トマトのうまみがごぼうによく合う冷めてもおいしい洋風煮物

ごぼうとパプリカのトマト煮

材料（4人分）

ごぼう…½本（100g）
パプリカ…1個（150g）
にんにく…½かけ
A | トマト水煮缶（カット）…½缶（200g）
　固形スープのもと…¼個
　塩…小さじ¼
　こしょう…少々
　ローリエ…1枚
オリーブ油…小さじ1

作り方

1 ごぼうは4cm長さに切り、さらに縦4等分に切って水にさらす。パプリカは乱切りにし、にんにくはみじん切りにする。

2 鍋に油とにんにくを入れて火にかけ、香りが立ったらごぼうを加えて炒める。

3 パプリカ、水¼カップ、**A**を加えてまぜ、蓋をして沸騰したら弱火にして15分煮る。

（岩﨑啓子）

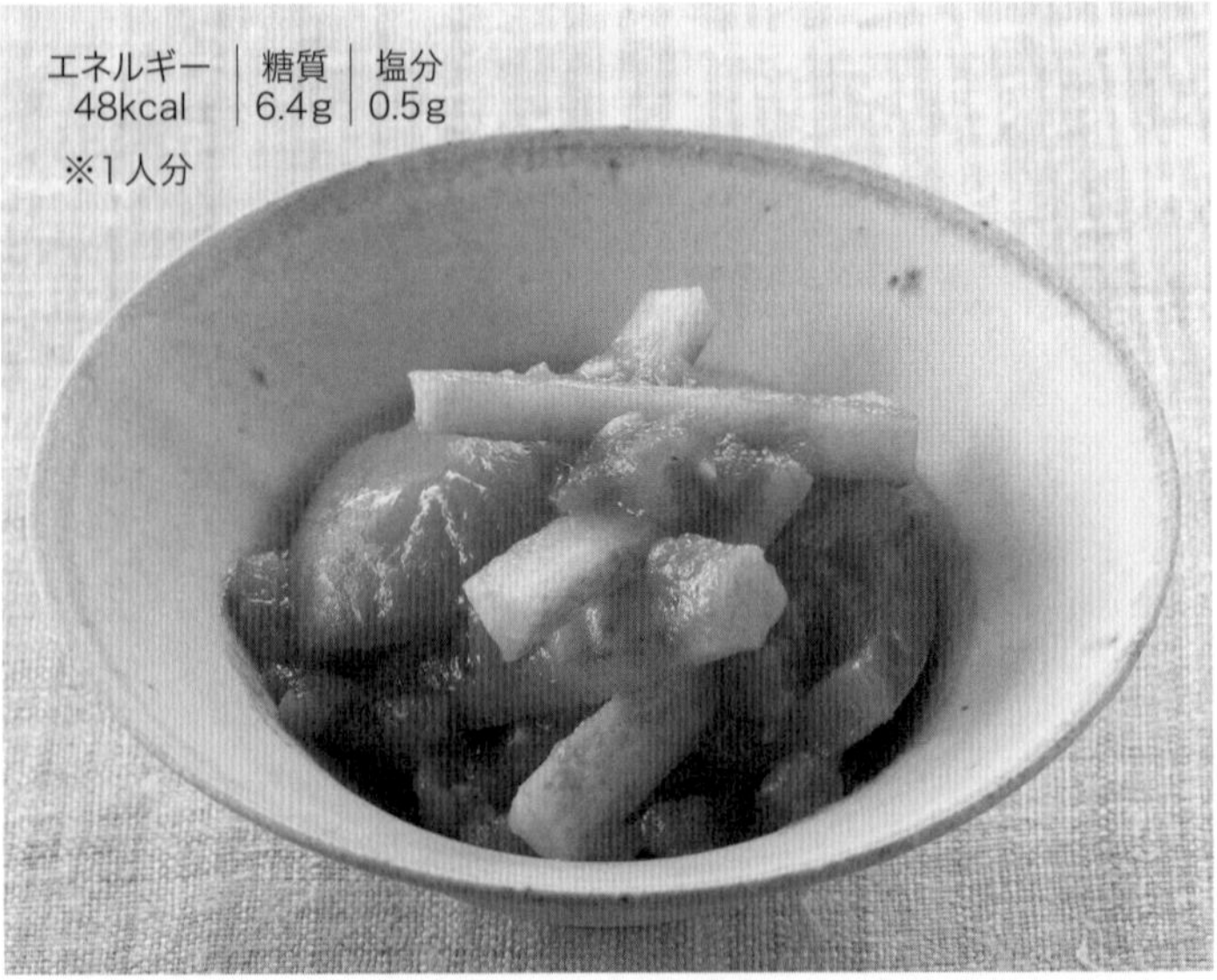
エネルギー 48kcal
糖質 6.4g
塩分 0.5g
※1人分

EPAやDHAが豊富な青背の魚は1日1回適量を食べる

魚に含まれる脂肪には、ＥＰＡ（エイコサペンタエン酸）やＤＨＡ（ドコサヘキサエン酸）という多価不飽和脂肪酸（オメガ3系列）がたっぷり含まれています。

ＤＨＡは、脳や神経組織の発育や、その機能の維持において重要な働きがあるとされています。記憶力の低下を抑え、目にもいいとされ、コレステロールの産生を抑える働きもあるとされています。

ＥＰＡには、血液の流れをスムーズにして血圧を下げる働きがあるとされています。また、ＬＤＬコレステロールを取り除いてＨＤＬコレステロールをふやし、中性脂肪を下げたり、胃腸や皮膚などの炎症を予防したりする効果もあるとされています。

ＤＨＡ・ＥＰＡは魚の中でも特にいわしやさば、さんま、あじなど背中の青い「青背の魚」に多く含まれています。一度にたくさん食べるのではなく、1食にとる量は適量（正味量で70～80g程度）にして、1日1回とるようにしたいものです。

なお、青背魚の缶詰にもＥＰＡやＤＨＡは豊富なので、上手に利用するのもおすすめ。安いときに買いだめができ、季節を選ばず長期的に保存できるのも缶詰ならではの利点です。

EPAとDHAの合計量が多い魚介と、可食部100gあたりのそれぞれの含有量

食品名	概量	EPA量	DHA量	脂肪酸総量
本まぐろ(トロ)	刺身5〜6切れ	1.4g	3.2g	22.7g
さば(ノルウェー産)	大1切れ	1.6g	2.3g	25.4g
きんき	1尾	1.3g	1.5g	19.9g
はまち(養殖)	切り身・皮つき	0.5g	0.9g	12.9g
ぶり	切り身	0.9g	1.7g	12.7g
さんま	1尾	1.5g	2.2g	23.5g
いわし(まいわし)	三枚おろし	0.8g	8.7g	6.9g
たちうお	小1切れ	1.0g	1.4g	17.0g
さば(水煮缶詰)	約½缶	0.9g	1.3g	18.6g
うなぎ(蒲焼き)	1串	0.8g	1.3g	18.6g
銀鮭	1切れ	0.3g	0.9g	11.3g
にしん	⅔尾	0.9g	0.8g	12.3g
真鯛(養殖)	1切れ	0.5g	0.8g	7.4g
かつお(秋獲り)	刺身5〜6切れ	0.4g	1.0g	4.7g
身欠きにしん	2本	0.8g	0.6g	14.1g
さわら	1切れ	0.3g	1.1g	8.0g
あなご(蒸し)	小2尾	0.8g	0.5g	9.9g
まさば	大1切れ	0.7g	1.0g	12.2g
ほっけ開き干し	½尾	1.0g	0.7g	7.9g
はたはた	5尾	0.4g	5.2g	4.5g
はも	2切れ	0.2g	0.6g	4.2g
すずき	1切れ	0.3g	0.4g	3.3g
にじます	大1尾	0.1g	0.6g	3.6g
あじ(まあじ)	小2尾	0.3g	0.6g	3.4g
鮭(しろさけ)	1切れ	0.2g	0.5g	3.8g

「七訂　日本食品標準成分表　脂肪酸成分表　編」より作成

さば缶は身をくずさないように鍋に入れ、さっと煮ればOK

さば缶と豆腐、レタスのさっと煮

材料(2人分)

さば水煮缶…1缶
（固形量135g）
木綿豆腐…½丁
レタス…½個
しょうが…1かけ(20g)

A 酒…大さじ3
しょうゆ…小さじ2
水…¾カップ

エネルギー	糖質	塩分
223kcal	4.6g	1.6g

※1人分

作り方

1 豆腐は水気をきって4等分に切る。レタスは大きくちぎり、しょうがはすりおろす。

2 鍋に**A**と半量のしょうがを入れて煮立て、豆腐を入れて再び煮立ったら、さば缶、レタスを入れて蓋をし、3〜4分煮る。

3 器に汁ごと盛り、残りのしょうがをのせる。

（岩﨑啓子）

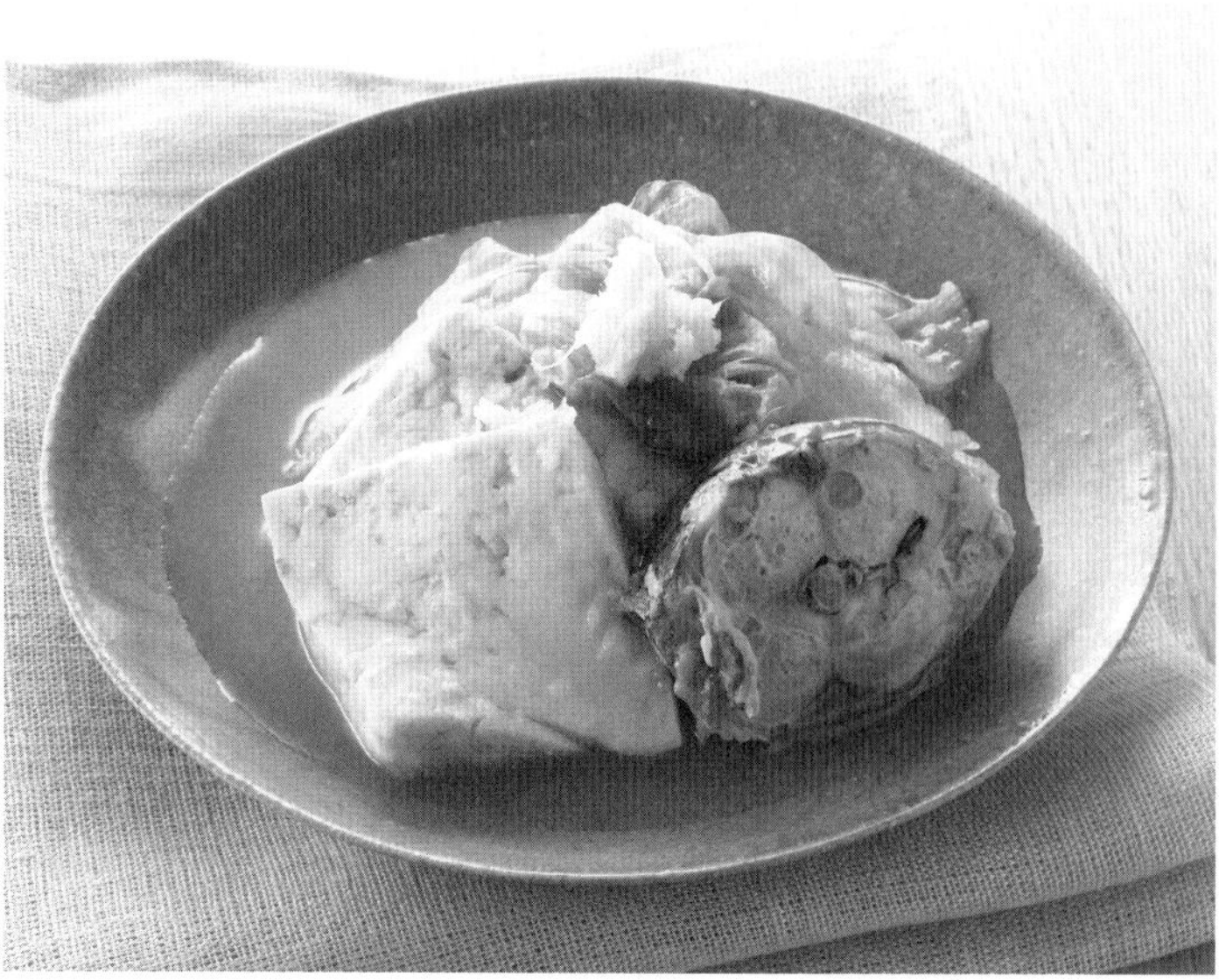

〈ポリフェノール〉

植物のポリフェノールは強い抗酸化作用でＬＤＬの酸化を防ぐ

天然の抗酸化物質の中でも、特に強い抗酸化作用を持つ物質として注目されているのがポリフェノールです。これは、光合成によってできた植物の色素成分（フラボノイド）と、それ以外のやはり光合成によってできた植物の渋みや苦み、辛み、エグ味成分の総称です。

ポリフェノールには図のような種類があり、野菜や果物など、身近なさまざまな食品に含まれています。こうした成分を食品からたっぷりとって、ＬＤＬコレステロールの酸化予防や動脈硬化予防に努めましょう。

ポリフェノール

ノンフラボノイド

セサミン・セサミノール　ごま、ごま油

タンニン　お茶、柿、赤ワイン、しそ、よもぎなど

クロゲニン酸　オリーブ油、大豆など

コーヒー酸　コーヒー、りんご、さつまいも

クルクミン　香辛料のターメリック

■カロテノイドとフラボノイドの違い

カロテノイドは温度の変化によって植物の中で合成されるため、植物の表面から内部まで広く存在します。これに対し、フラボノイドは光合成によってできるため、比較的植物の表面に多く存在します。また、カロテノイドは油脂に溶けるという性質があり、細胞膜や体内の脂質の部分を守り、フラボノイドは水溶性で、細胞内外の水の多い部分や、血液など体液を守ります。

フラボノイド

アントシアニン
いちご、なすの皮、ぶどう、ブルーベリー、しそ、あずき、紫いも、さくらんぼ、赤ワインなど

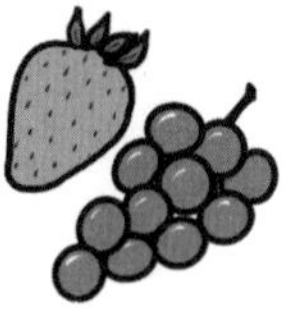

ケルセチン
玉ねぎ、ブロッコリー、りんご、レタス、いちご、そば、赤ワイン、ココアなど

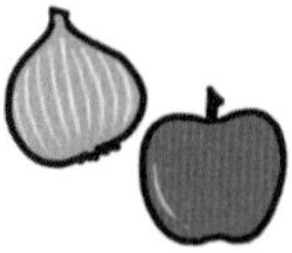

ルチン
そば、アスパラガスなど

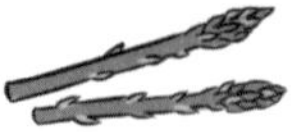

カテキン
緑茶、紅茶、ウーロン茶、ココア、チョコレート、果物、赤ワインなど

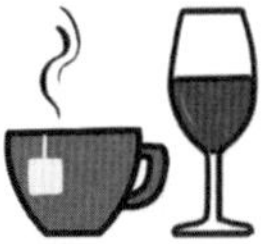

イソフラボン
大豆などの豆類、葛など

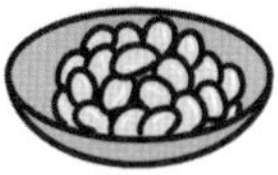

ルテオリン
春菊、セロリ、ピーマン、しそなど

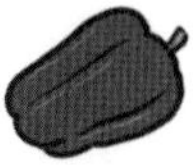

アピゲニン
セロリ、パセリ、ピーマンなど

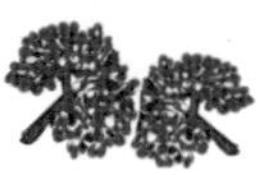

ケンフェロール
にら、ブロッコリー、大根、玉ねぎなど

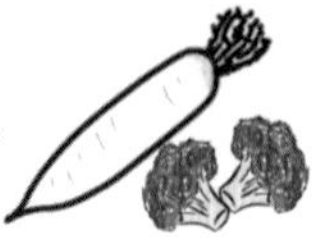

ミリセチン
クランベリー、ぶどう、赤ワインなど

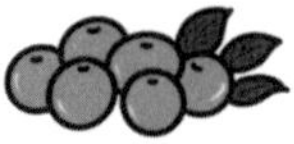

ヘスペリジン
みかん、だいだい、ポンカン、レモンの皮・果汁など

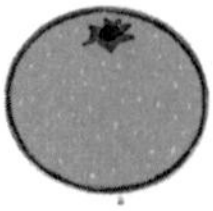

ナリンジン
夏みかん、ザボン、ぶんたんの皮など

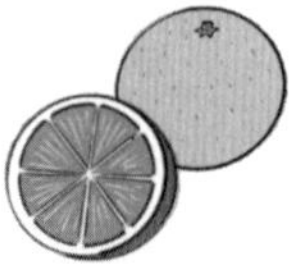

タキフォリン
柑橘類、ピーナッツなど

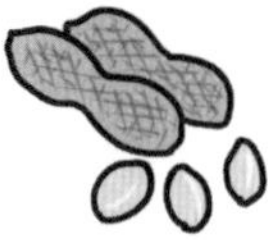

カルコン
あしたばなど

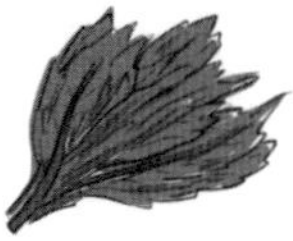

せん切り大根で歯ごたえアップ！

大根そば

材料（2人分）

そば（ゆで）…1玉（170g）
大根…6㎝（200g）
かいわれ菜…¼パック（10g）
ひきわり納豆…1パック（45g）
めんつゆ（ストレート）…大さじ4
焼きのり…適量

エネルギー	糖質	塩分
193kcal	27.4g	1.3g

※1人分

作り方

1 大根はせん切りにし、熱湯でさっとゆでて湯をきる。同じ熱湯にそばをさっとくぐらせる。かいわれ菜は半分に切る。

2 1のそばの湯をきって器に盛り、大根、かいわれ菜と納豆、せん切りにした焼きのりをのせ、めんつゆをかける。

（堀 知佐子）

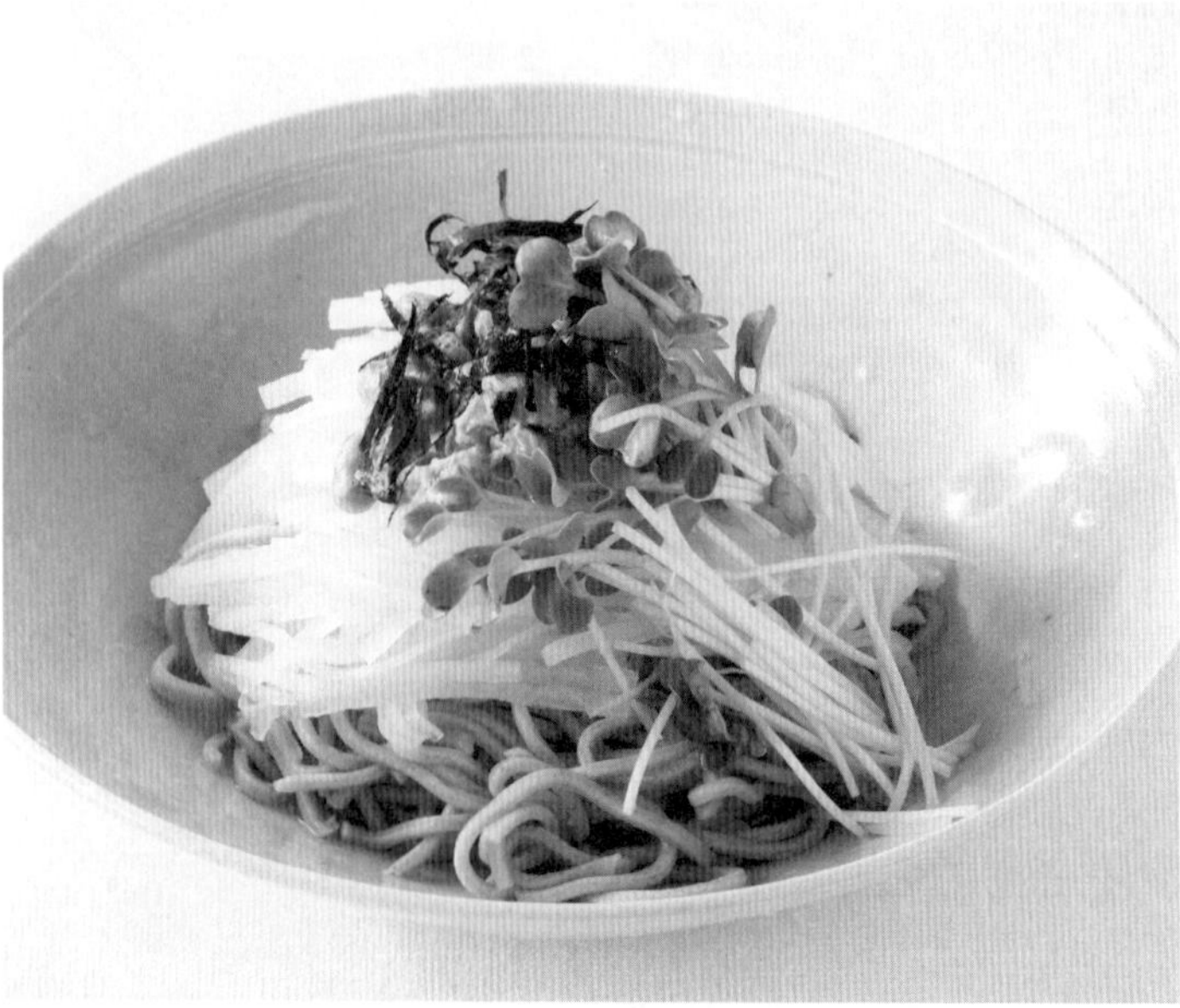

〈タウリン〉

イカやカキに含まれるタウリンには肝機能を高めてコレステロールを減らす作用がある

タウリンには、肝臓の解毒機能を高めて血液中のコレステロールを下げるという働きがあります。

血液中のコレステロールは、肝臓から分泌される胆汁酸の材料です。この胆汁酸が肝臓から分泌される際には、タウリンが必要となります。

つまり、タウリンをよく補給すれば、コレステロールからつくられる胆汁酸の量がふえて、コレステロールの消費効率がよくなるのです。

タウリンには、この胆汁酸を体外に排出されやすくする作用もありますから、血液中のコレステロールを減らしたり、コレステロールが原因で起こりやすい胆石症などの予防にも役立つのです。

魚介類の中でも最も多くのタウリンを含む食品はサザエで、１００ｇ中（小さいもので３個）に１５３６㎎もの量が含まれています。主な魚介類でいうと、サザエに次いでコウイカが

１２１２mg、カキが１１６３mg、まぐろの血合肉（体側や背骨周辺の赤みをおびた部分）が９５４mgと続きます。（すべて１００g中の値）。

血圧やコレステロールが心配な人は、脂肪分の多い牛肉などのかわりにこれらの魚介類を心がけて食べることをおすすめします。週に2〜3回、１０００mg程度の量をとることが理想的です。

タウリンを多く含む食品

可食部（正味部分）の含有量

食品名	目安量	タウリン含有量
まだこ	100g	871mg
こういか	110g（正味70g）	848mg
かき	5個（正味70g）	814mg
サザエ	1個（正味50g）	768mg
ぶりの血合い肉	70g	471mg
ずわいがに	140g（正味100g）	450mg
ほたて貝	140g（正味70g）	380mg
とこぶし	1個（正味30g）	375mg
キダイ（まだい）	1切れ（正味100g）	339mg
あさり	殻つき175g（正味70g）	266mg
さんま	1尾（200g・正味140g）	262mg
車えび	5尾（正味100g）	199mg
かつお	刺し身5切れ（100g）	167mg
するめいか	½杯（正味100g）	159mg
たら	1切れ（正味100g）	135mg
きんき	1尾（正味100g）	120mg

資料：（社）大日本水産会おさかな普及協議会

タウリン豊富ないかと、野菜を組み合わせたカロリー低めのピリ辛炒め

いかと夏野菜の韓国風炒め

材料(2人分)

いか…1杯(150g)
ズッキーニ…½本(100g)
なす…1個(80g)
トマト…1個(150g)
ごま油…小さじ1

A
酒、水…各大さじ1
おろしにんにく、砂糖、コチュジャン
…各小さじ1
しょうゆ…大さじ½

エネルギー	糖質	塩分
137kcal	8.9g	1.3g

※1人分

作り方

1 いかはわたと軟骨を除き、7㎜厚さの輪切りにする。足は食べやすく切り分ける。ズッキーニは半月形の薄切り、なすは縦半分に切って斜め薄切り、トマトはくし形に切る。

2 フライパンに油を熱し、**1**のいかをさっと強火で炒める。野菜を加えて炒め合わせたら、すぐに蓋をして1分間、蒸し焼きにする。

3 **2**によくまぜた**A**を加え、強めの中火で材料に火が通るまで炒める。(金丸絵里加)

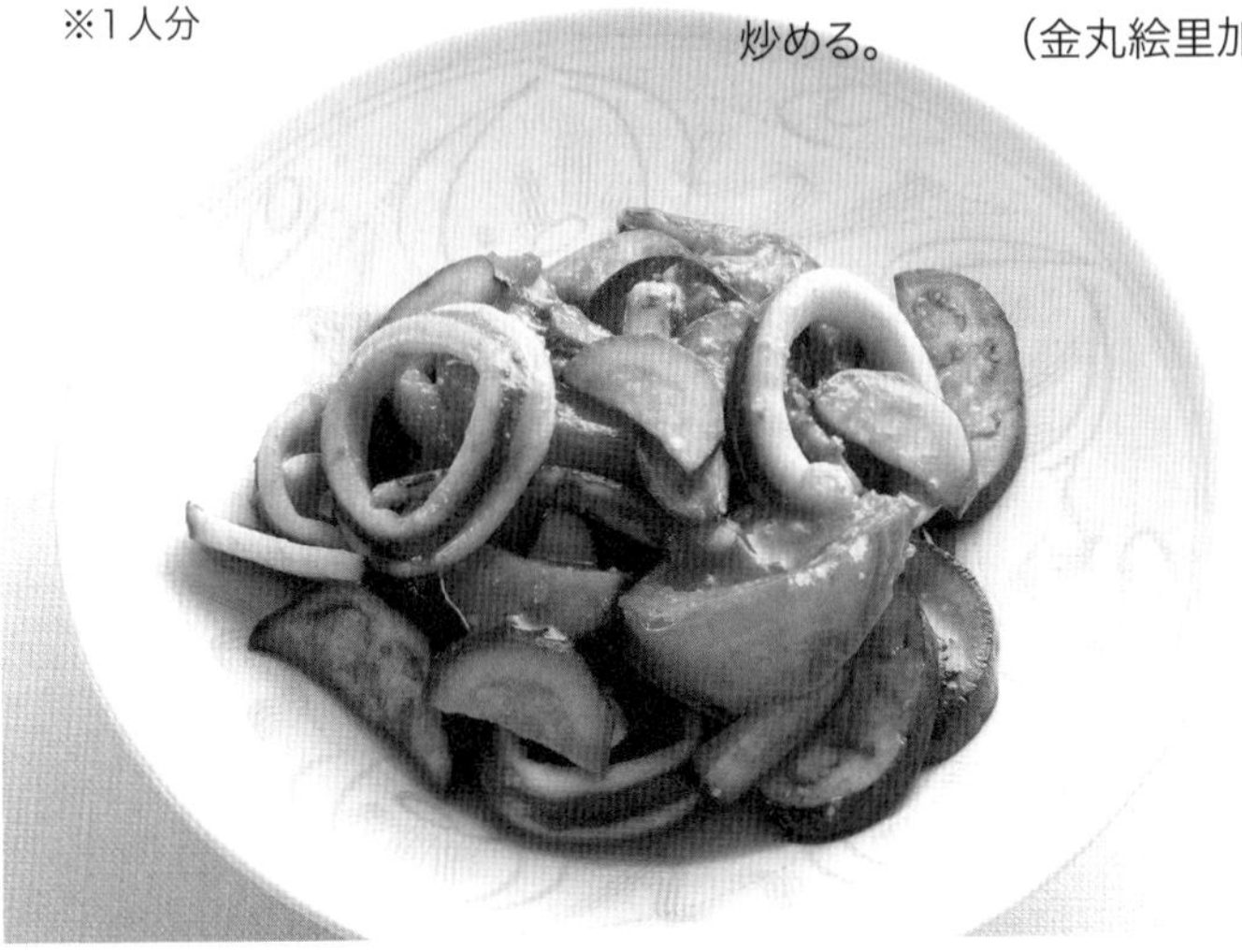

大豆・大豆製品はＬＤＬコレステロールを下げる成分の宝庫

大豆には、ＬＤＬコレステロール値を下げる、さまざまな成分が含まれています。

まず、タンパク質です。良質であるだけでなく、ＬＤＬコレステロール低下作用があります。大豆タンパクが消化される過程で生じる物質が、肝臓から分泌された胆汁酸と結びついて、これを便の中に排泄されやすくします。すると、胆汁酸の再吸収が減って、その不足分を補おうと肝臓内のコレステロールが使われるため、肝臓のＬＤＬ受容体がふえて血液中からのＬＤＬの取り込みがふえ、結果、ＬＤＬコレステロールを減らしてくれるのです。

女性ホルモンと似た作用を持つことで知られるイソフラボンという成分にも、ＬＤＬコレステロールを減らし、ＨＤＬコレステロールをふやす働きがあります。そして、私たちの身近な食品で唯一イソフラボンを含むのは大豆なのです。

イソフラボンはポリフェノールの一種でもあり、強力な抗酸化作用を持っています。ＬＤＬが酸化されるのを阻止して、動脈硬化を予防する効果もあります。

大豆に含まれる栄養成分の効能

栄養成分	効能
大豆タンパク	LDLコレステロール値を低下させ、血圧を下げる。基礎代謝を高め、脂肪を燃えやすくして肥満を防ぐ
レシチン	善玉のHDLコレステロールをふやしてLDLコレステロールを減らし、中性脂肪も減少させる
不飽和脂肪酸	リノール酸やα-リノレン酸などがLDLコレステロールの上昇を防いでくれる（近年、リノール酸の悪い作用が指摘されているが、大豆の場合、その他の成分が複合的に働いて、そうしたマイナス面を抑えてくれる）
カンペステロール **（植物ステロールの一種）**	余分なコレステロールの吸収を抑える。悪玉のLDLコレステロールが酸化するのを防ぎ免疫力をアップさせる。さらに、血小板の凝集を抑える
イソフラボン	ポリフェノールの一種で、活性酸素を消去する強力な抗酸化作用がある。また、LDLコレステロールを減らし、HDLコレステロールをふやす働きがある。女性ホルモンに似た働きがあるため、更年期症状の軽減や骨粗鬆症の予防にも効果がある
食物繊維	LDLコレステロール値を下げるのに役立つ
オリゴ糖	腸内のビフィズス菌などの善玉菌の栄養になるため、腸の調子を整え、便秘解消や大腸がんの予防に役立つ

上記の栄養成分のほかに、大豆には、ビタミンB群やビタミンE、カルシウム、カリウム、マグネシウム、フィチン酸など、まだまだ多くの有効成分が含まれています。

さらに、大豆の脂質には、コレステロール値を下げる働きをする不飽和脂肪酸（リノール酸やα-リノレン酸など）が多く含まれています。

大豆には、このほかにも、サポニンやレシチン、ビタミンＥ、植物ステロールといった、脂質異常症の改善に役立つ成分が含まれています。

大豆はＬＤＬコレステロール値を下げ、動脈硬化を予防する成分の宝庫です。豆腐や納豆など、大豆でつくられた食品にも、ほぼ同様の成分が含まれています。

さまざまな大豆食品のイソフラボン含有量

あくまでも目安ですが、イソフラボンの有効な摂取量は約40mgといわれています。大豆のイソフラボンは体内ですみやかに利用され、食後７～８時間で体の外に排出されるといわれるので、毎食いろいろな形で食べるのがおすすめです。

食品名	目安量	イソフラボン含有量
大豆（乾燥）	五目豆（20g）	28mg
ゆで大豆	五目豆（40g）	29mg
きな粉	大さじ1（8g）	21mg
豆腐	½丁（150g）	30mg
高野豆腐	1個（16g）	14mg
おから	卯の花炒り1人分（90g）	9mg
納豆	小1パック（50g）	37mg
みそ	みそ汁1杯分（15g）	7mg
豆乳	コップ1杯分（180g）	45mg

「食品安全委員会：大豆イソフラボンを含む特定保健用食品の安全性評価の基本的な考え方（第30回会合修正案）、2005年12月」のデータをもとに概算

リコピンを含むトマトジュースと大豆でボリュームアップ

大豆入りトマトリゾット

材料(2人分)
ご飯…茶碗1杯分(160g)
ウインナーソーセージ
…4本(40g)
玉ねぎ…⅔個(100g)
ピーマン…小1個(30g)
大豆(ドライパック)…100g
トマトジュース…1カップ
パセリ…適量

エネルギー	糖質	塩分
328kcal	38.7g	1.0g

※1人分

作り方

1 ご飯はさっと洗って水気をきる。

2 ウインナーソーセージは5㎜角に切る。玉ねぎ、ピーマンは小さめのさいの目に切る。大豆はあらく刻む。

3 鍋にトマトジュースと**2**を入れて火にかける。沸騰したら**1**を加え、ひと煮立ちさせる。

4 器に盛り、みじん切りにしたパセリをのせる。(堀 知佐子)

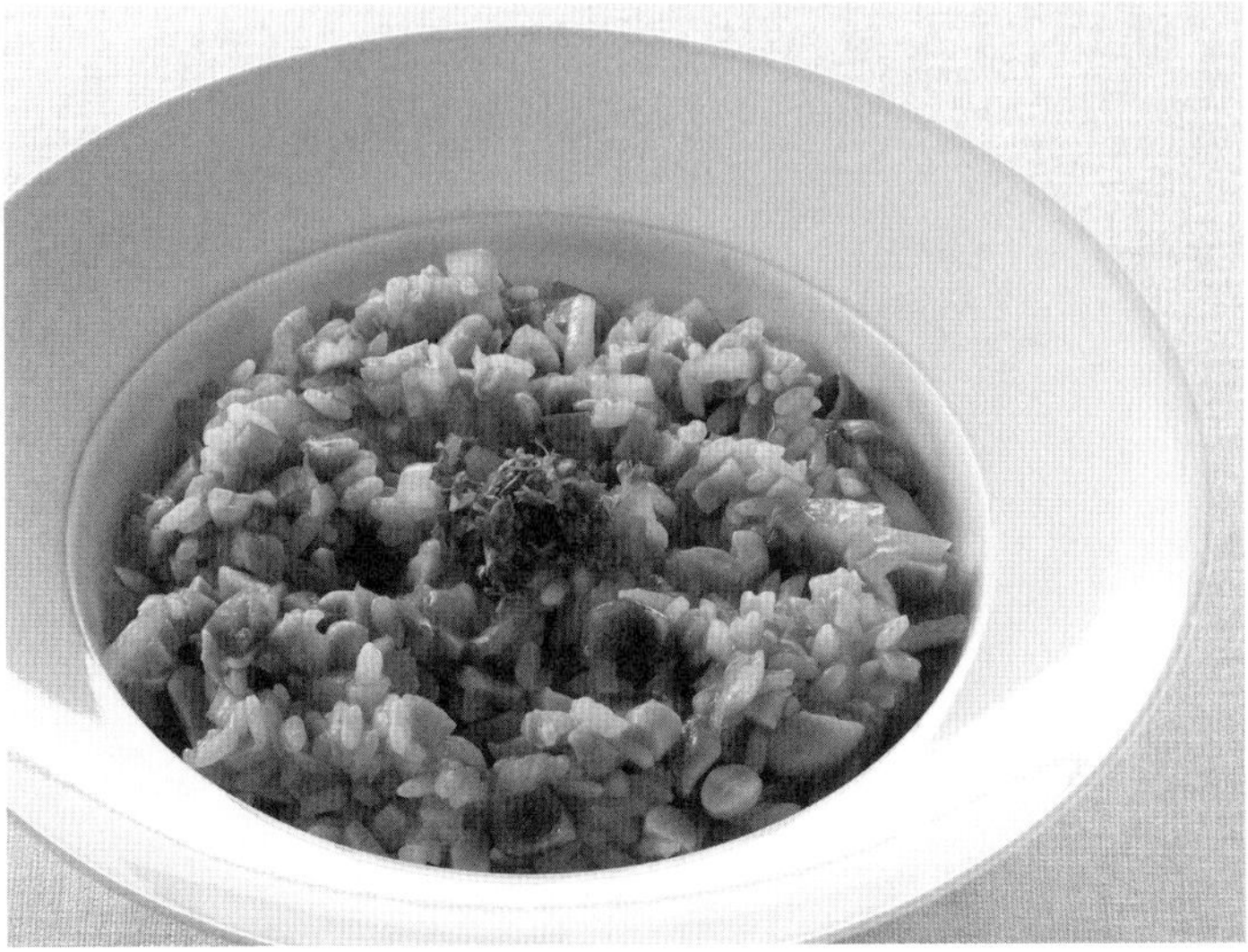

〈よい油〉

よい油は体中の細胞を若返らせ認知症を予防。コレステロールを減らす効果もあり！

近年、トランス脂肪酸は悪玉コレステロールをふやして血液をドロドロにする有害な油として知られるようになってきました。そもそも、油自体に「カロリーが高く体に悪い」といったマイナスイメージをもつ人も多いことでしょう。

もちろん、油はとり過ぎれば体内に蓄積されて健康に悪影響を及ぼしますが、不足すると老化の原因になり、さまざまな不調を招く恐れがあります。でも、油は私たち人間にとって必要不可欠な栄養素なのです。では油は、体の中でどのような働きをしているのでしょうか。

油脂の主成分は脂肪酸です。この脂肪酸は体の細胞を包む細胞膜の材料になります。よい油を適度にとると全身の細胞膜がやわらかくなり、細胞どうしの栄養や情報のやりとりが活発になります。脂肪酸は脳細胞の材料にもなるため、脳内の神経伝達機能がアップし、認知症の予防につながるといわれています。

さらに、脂肪酸は細胞の免疫力を高めたり、緑黄色野菜に豊富な脂溶性のビタミンAやカロテノイドなど、抗酸化成分の吸収を高める作用があります。また、肌の潤いを保ち、腸を整えて便秘を解消してくれるなどの美容効果も。余った油は体脂肪として蓄えられ、エネルギー源としても活躍します。

　このように私たちの体で非常に重要な働きをしている油ですが、種類によって性質や働きはさまざまです。ここでは、コレステロールを減らす作用のある油として亜麻仁油、えごま油、オリーブ油、ごま油についてくわしく紹介します。

さまざまな油の種類

脂肪酸　脂肪をつくる材料となるもので、次の2つに分けられます

飽和脂肪酸
動物性の脂質に多く、バターやラード、肉の脂身などがそれにあたる。とり過ぎはよくない。常温で固まる

不飽和脂肪酸
魚や植物由来の油で、よく「体によい油」と呼ばれる。常温では固まりにくい

トランス脂肪酸
いわゆる「体に悪い」といわれる油。マーガリン、古い食用油、ショートニングなどに含まれる。飽和脂肪酸に近い性質がある

一価不飽和脂肪酸
オメガ9系列
食べ物からとるだけでなく体内でもつくることができる。オレイン酸が代表的な脂肪酸。オリーブ油にも含まれている

多価不飽和脂肪酸
オメガ6系列
食用油に多く含まれている。リノール酸が代表的な脂肪酸。とり過ぎると有害作用も。コーン油、紅花油などに含まれる

オメガ3系列
健康効果があるので意識的にとったほうがよい油。DHA、EPA、α-リノレン酸が代表的。えごま油、亜麻仁油、青魚の魚油などに含まれる

認知症予防や高血圧を改善し
女性特有の悩みも解消してくれる

亜麻仁油

中央アジアが原産の植物、亜麻の成熟した種子からとれる油。主成分は不飽和脂肪酸で、オメガ3系列の「α-リノレン酸」です。α-リノレン酸は、血液中の悪玉ＬＤＬコレステロールや中性脂肪を減らす作用があるので、動脈硬化や心疾患、脂質異常症といった病気の予防が期待できます。また、脳の神経細胞を強くしてくれるので認知症予防にも有効です。また、肌のハリや潤いを保つ美容作用や整腸作用による便秘解消、アレルギー症状の改善などの健康効果も期待できます。

亜麻仁油は、α-リノレン酸に加えて、抗酸化作用の強いポリフェノール（アマニリグナンなど）を豊富に含んでいます。このアマニリグナンは女性ホルモンのような働きをするため、女性を悩ませる更年期障害の症状緩和も期待できます。

α-リノレン酸は体内に入るとＤＨＡ、ＥＰＡに変換されるので、魚が苦手な人は積極的にとるとよいでしょう。さっぱりして味に癖がなく、どんな食べ物にも合うのでおすすめです。ただし、非常に酸化しやすいので、熱や光を避けて冷蔵庫で保存しましょう。加熱調理すると酸化が進むのでサラダやフルーツ、ヨーグルトなどにそのままかけて食べましょう。

α-リノレン酸の含有量ナンバーワン！
脳や血管を若返らせ、生活習慣病を予防

えごま油

えごまは、ごまの仲間ではなく、東南アジア原産のしそ科に属する植物。そのえごまの種からとれるえごま油は、体内ではつくれないオメガ3系列のα-リノレン酸を非常に多く含みます。含有量は圧倒的で植物油の中でもナンバーワンです。

α-リノレン酸は体内で変化してＤＨＡ、ＥＰＡになり、脳に栄養を与えて集中力の持続や脳神経細胞の活発化を促すので、うつ症状の改善や認知症予防にも効果があります。また、血管をしなやかにして若返らせ、中性脂肪や悪玉コレステロールを減らして血液をサラサラにします。動脈硬化や心筋梗塞などの生活習慣病の予防にもつながります。ほかにも体の酸化を抑えて代謝を高めるポリフェノール（アマニリグナンなど）や、α-リノレン酸とともにアレルギー反応を抑えるルテオリンなどさまざまな成分を豊富に含んでいます。

えごま油は酸化しやすいので、加熱せずそのまま料理や食材にかけて食べましょう。温かい料理にかける程度なら問題ありません。保存時は光や熱を避けて冷蔵庫に置くのがベスト。癖のない味ですがこっくりとした風味があり、つけじょうゆに垂らしたり、ドレッシングやタレに加えたりすると減塩効果も期待できます。

血液をサラサラにして血管を若返らせる
オメガ9系列のオレイン酸を豊富に含有

オリーブ油

　スペインやイタリア、ギリシアなどの地中海沿岸から伝わったオリーブの実からとれる油。銘柄や産地によって風味や味わいもさまざまです。おすすめは精製せず、純粋に実を搾っただけのエクストラバージン油。最も高品質で、酸化度が低く、特に生食向きです。

　主成分は、オメガ9系列のオレイン酸。中性脂肪をつきにくくし、血中の悪玉ＬＤＬコレステロールを減らして善玉ＨＤＬコレステロールをふやします。定期的にとることで血液をサラサラにし、血管を若く保ちます。また、鉄分やβ-カロテンといったアンチエイジング成分やビタミンE、ポリフェノール（オレウロペイン）などの抗酸化成分も豊富に含まれています。抗酸化成分が、体内で老化の原因となる活性酸素の働きを抑え、さらに代謝も促します。

　野菜や魚、ナッツといっしょに食べたり、にんにくやしょうが、ローズマリーなどを漬けると、相乗効果で有効成分が引き出されます。ドレッシングなどにも使えるので活用しやすく、和食とも好相性で、みそ汁に入れたり、納豆にかけて食べてもよいでしょう。酸化に強く加熱調理に向きますが、調理後は時間が経つと有効成分が失われてしまうので早めに食べるようにしましょう。

コレステロールを減らし、高血圧、心臓病を予防
さらに炎症を抑える抗酸化物質も豊富

ごま油

ごま油は、ごまの種からとれる油で、香り高くコクのある風味が特徴。琥珀色のものと白色のものがあり、好みに合わせて風味を楽しめます。主成分は、オメガ6系列のリノール酸のほか、オメガ9系列のオレイン酸、抗酸化物質のゴマグリナン、ポリフェノール（セサミン）、ビタミンEなど。オメガ6系列はとり過ぎると体に悪影響を及ぼしますが、適度な摂取であれば9系列とともに、血中コレステロールを減らし、動脈硬化や心臓病、高血圧などを防ぐ作用もあり、生活習慣病の予防に効果があります。

ゴマグリナンはセサミンやセサミノールなど、ごま特有の抗酸化物質の総称です。これらは、悪玉コレステロールの生成を抑えたり、細胞や血管の酸化、炎症を防ぎ、血行障害、冷え症なども改善してくれます。また、セサミンはアルコール解毒作用も促してくれます。

ごま油は酸化に強く、高温で熱しても味や風味が変わりにくいのが特徴。生食はもちろん、加熱調理にも使い勝手がよく、炒め物から揚げ物までさまざまな料理に利用できます。ただし、加熱後は酸化が進んで、抗酸化作用が弱まるのですぐに食べるようにしましょう。

長期保存が可能で、未開封の場合は常温で、一般的には2年の保存が上限です。

〈りんご〉

悪玉コレステロールを下げるりんごの皮に集まる成分が

りんごの皮の赤い色には、栄養分がたくさん詰まっています。そのひとつが、活性酸素を除去する働きがあると話題のポリフェノールの一種、アントシアニンという色素です。

活性酸素とは、体内で発生する毒性の強い酸素のことです。血液中の悪玉（ＬＤＬ）コレステロールに活性酸素が働きかけると、酸化ＬＤＬコレステロールに変化します。これが動脈壁に取り込まれると、血管がかたくなり、破れやすくなってしまうのです。

りんごは、強い日光による酸化を防ぐため、皮の部分に赤紫の色素、アントシアニンを集めます。アントシアニンはそれ自身が酸化されることで、組織を酸化させてしまう活性酸素の害を防ぐ働きをするのです。

りんごは、実の部分にもケルセチンやフラボノイドといったポリフェノール類を含みますが、りんごの抗酸化作用を最大限に生かすには、皮ごと食べるのがいちばんです。強力な抗酸化作用を持つアントシアニンは、真っ赤な皮の部分に集中しているからです。

りんごを皮ごと食べるのが苦手な場合は、皮を紅茶に入れて「アップルティー」にしてみましょう。アントシアニンは水に溶ける性質があり、しかも熱に強いので、お湯の中に抽出できます。ただし、アントシアニンは、あまり長く空気にさらすと効果が失われます。りんごの皮をお茶に抽出するときは、最大でも20分を目安にしましょう。

なお、紅茶にもカテキンというポリフェノールが含まれており、LDLコレステロールの酸化を防ぎます。

アップルティーの作り方

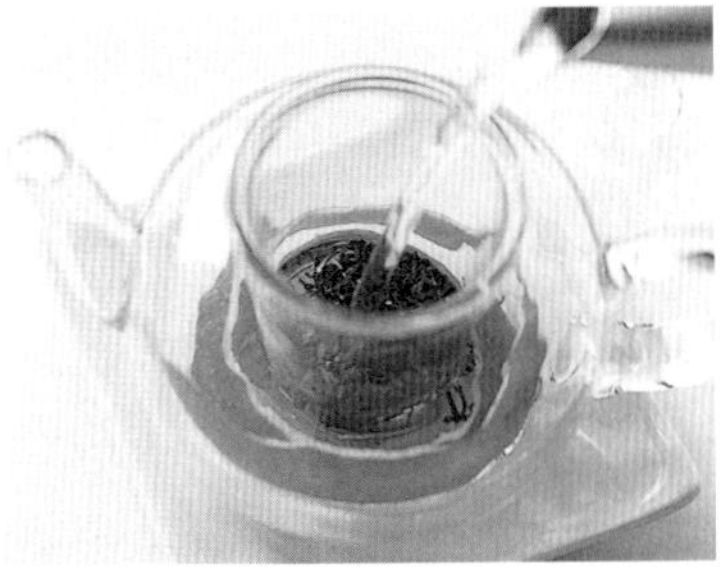

1 りんごの皮1個分と紅茶は茶さじ1杯（1人分）、ティーバックなら1袋をポットに入れ、熱湯を注ぐ。

2 紅茶の葉が開いたらカップに注ぐ。りんごのアントシアニンをできるだけ溶け出させたい場合は、約20分を上限に抽出する。

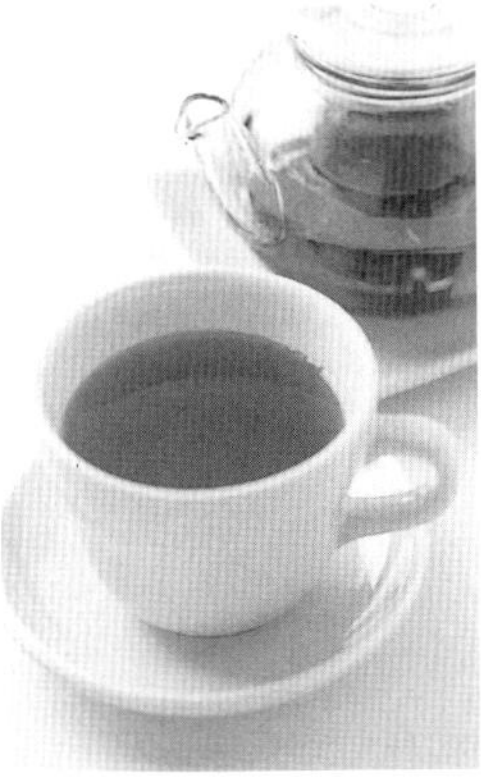

point むきたての皮を、約20分を目安に抽出する

焼きりんごの作り方

焼きりんごはさまざまな方法で作ることができますが、ここでは簡単に電子レンジでチンするだけでできる方法を紹介しましょう。短時間の加熱に抑えることで、失われがちな成分の損失を防ぐことができます。

材料（1日分）
・りんご（好みのもの）1個
・皿　※りんごの汁が出るので、深さのある耐熱容器を用意する
・ラップ

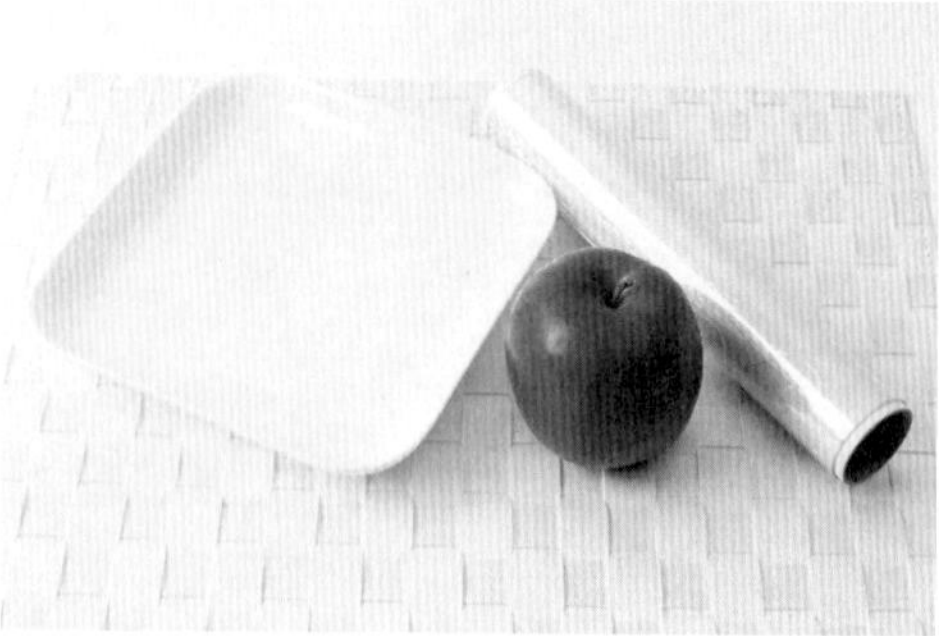

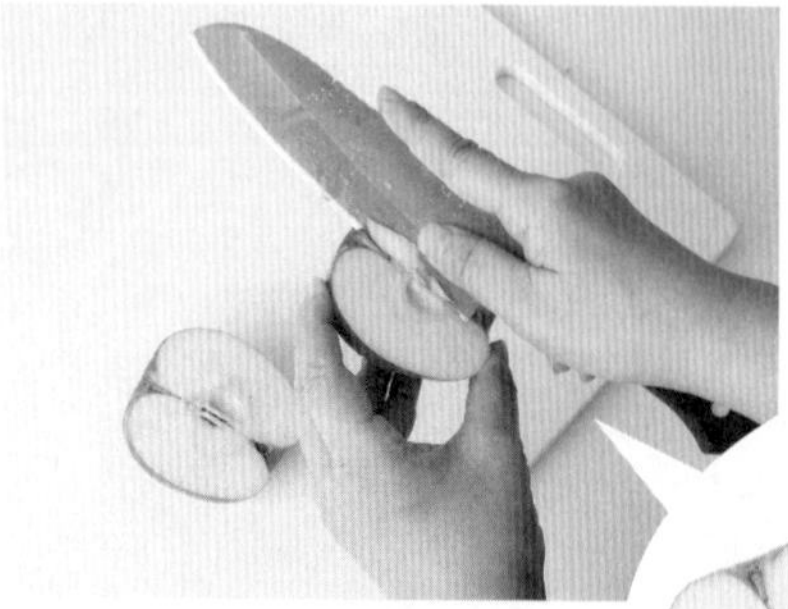

スプーンを使うと便利
種を取り除くのには、スプーンを使うと楽にできる。

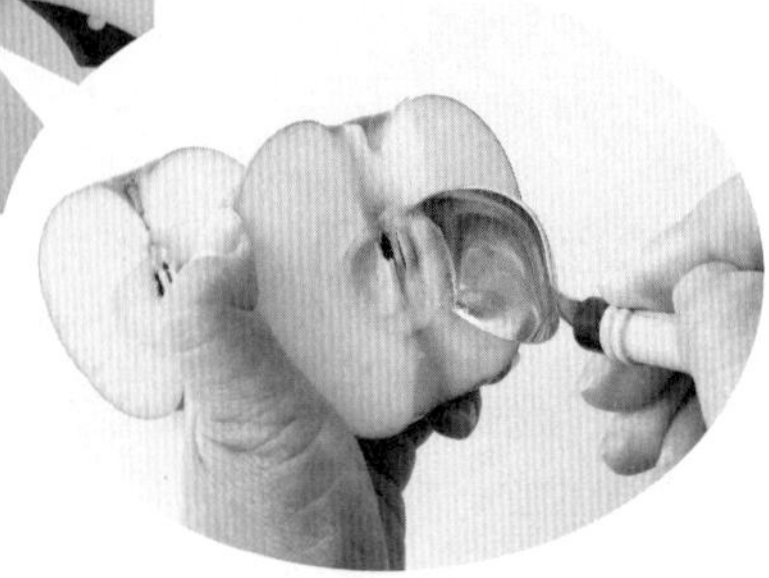

1｜りんごを切る

りんごはきれいに水洗いをして、皮をむかず半分に切る。芯と種を取り除く。

2｜皿に入れ、ラップをかける

りんごを皿に並べ入れ、上からラップをかける。

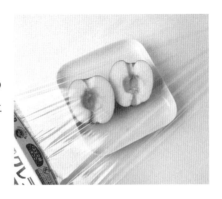

3｜レンジに5分間

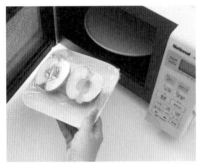

電子レンジに入れて5分間加熱する。このとき出た汁はそのまま飲んだり、ヨーグルトやみそ汁に入れるとよい。

4｜できあがり

½〜1個を朝食代わり、あるいは朝食の一品として食べる。おやつや食後のデザートにしてもいい。保存は冷蔵庫で3〜4日程度。

（落合貴子）

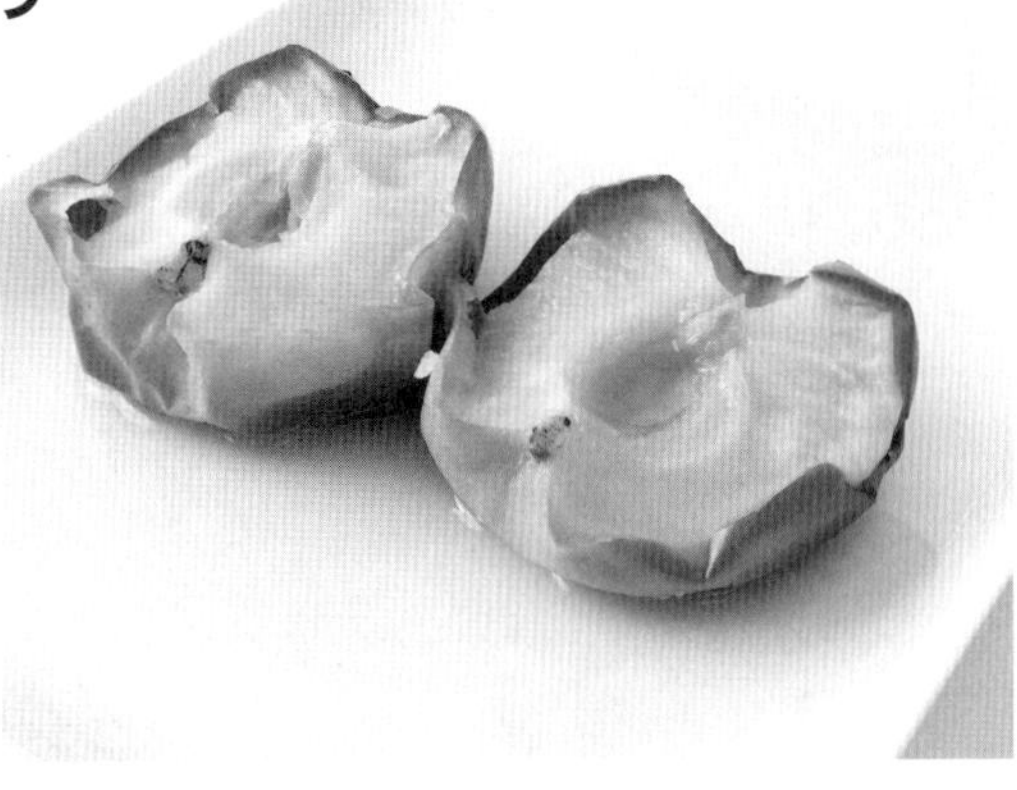

木綿豆腐をクリーム状にした【豆腐クリーム】でコレステロール値を下げる

高血糖、肥満、脂質異常症などを改善するために、最も大切なのが、正しい食生活です。カロリーは抑えて、必要な栄養素はしっかりとるために、ぜひ活用してほしい食品のひとつが「豆腐」です。

豆腐（木綿）は、1丁（300g）で216キロカロリーと、肉や魚に比べて低カロリーで、脂質が少なく、良質な植物性のタンパク質を含みます。

タンパク質は、臓器や筋肉、皮膚、骨のほか、ホルモンや免疫物質をつくる主成分です。1日に体重50kgの人なら60g前後と、体重の1～1・5％はとる必要があります（ただし、腎臓が悪い人は主治医に相談してください）。

その際、肉や魚などに含まれる動物性タンパク質と、豆腐や納豆などに含まれる植物性タンパク質を半分ずつとることが望ましいとされています。ついつい、肉や魚のほうを食べ過ぎてしまいがちですが、大豆製品も毎日食べるように心がけたいものですね。

大豆のタンパク質の一種である「β-コングリシニン」には、肝臓での脂質代謝を高めて、コレステロールの腸管での吸収を抑え、高くなったコレステロールや中性脂肪の値を下げる働きがあります。「β-コングリシニン」は、有効性に科学的な根拠があり、安全だと消費者庁で認められている保健機能成分を含む、「特定保健用食品」としても活用されている成分です。

木綿豆腐をそのまま食べてもよいのですが、ここではクリーム状にした【豆腐クリーム】を紹介します。これなら食感や味に変化をつけやすいので、毎日の食卓に取り入れやすいでしょう。

木綿豆腐の健康パワー 7つの理由

1. 良質なタンパク質やカルシウムを豊富に含む
2. 大豆のタンパク質がコレステロールの吸収を抑える
3. 大豆のタンパク質やオリゴ糖がインスリンの効きをよくする
4. 大豆のペプチドが高い血圧を下げる
5. 食物繊維が糖の吸収を抑える
6. 食物繊維やオリゴ糖が腸を活性化する
7. 1丁(300g)食べてもたった216キロカロリー

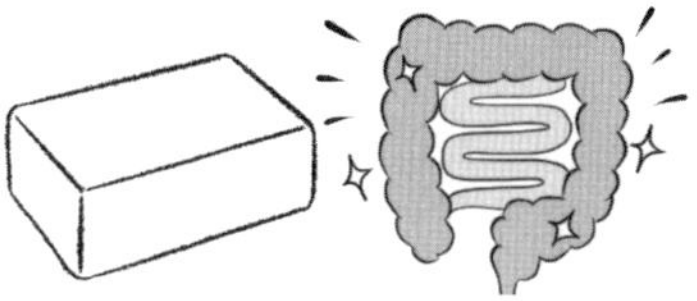

火を使わず5分ですぐ作れる

基本の【豆腐クリーム】の作り方

いつもの豆腐が、もっちりしたクリームに！　そのまま食べてもおいしく、いろいろな料理にも使えます。

材料（作りやすい分量）
- ・木綿豆腐…1丁（300g）
- ・塩…小さじ1
- ・こしょう…少々

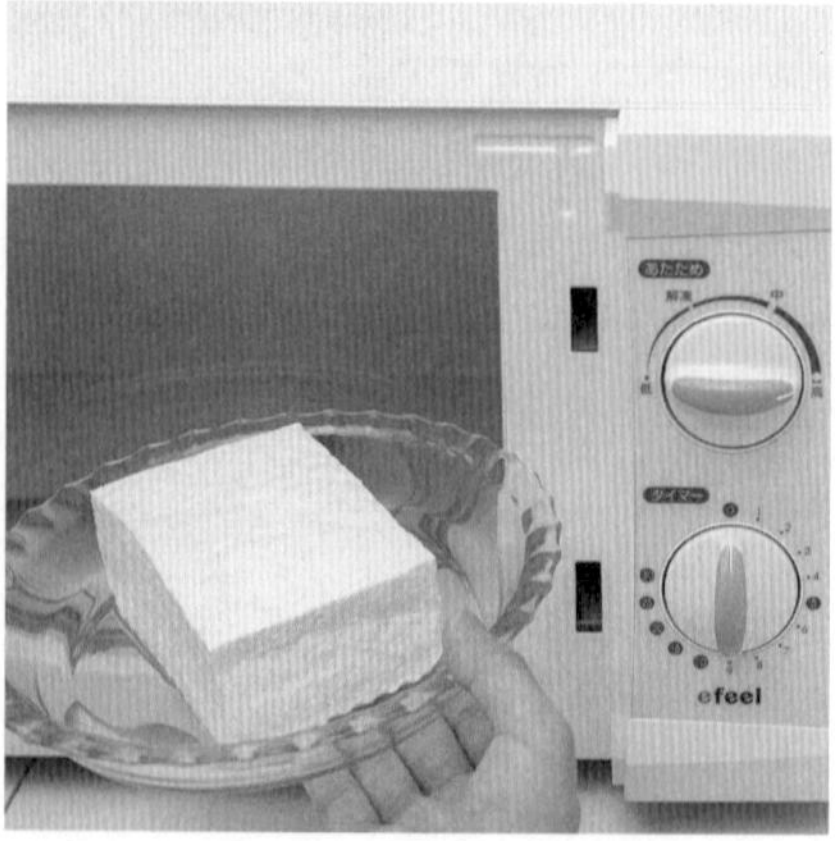

1｜豆腐を電子レンジで水きりする

木綿豆腐を耐熱皿にのせ、ラップをかけずに電子レンジ（600W）で2分間加熱する。

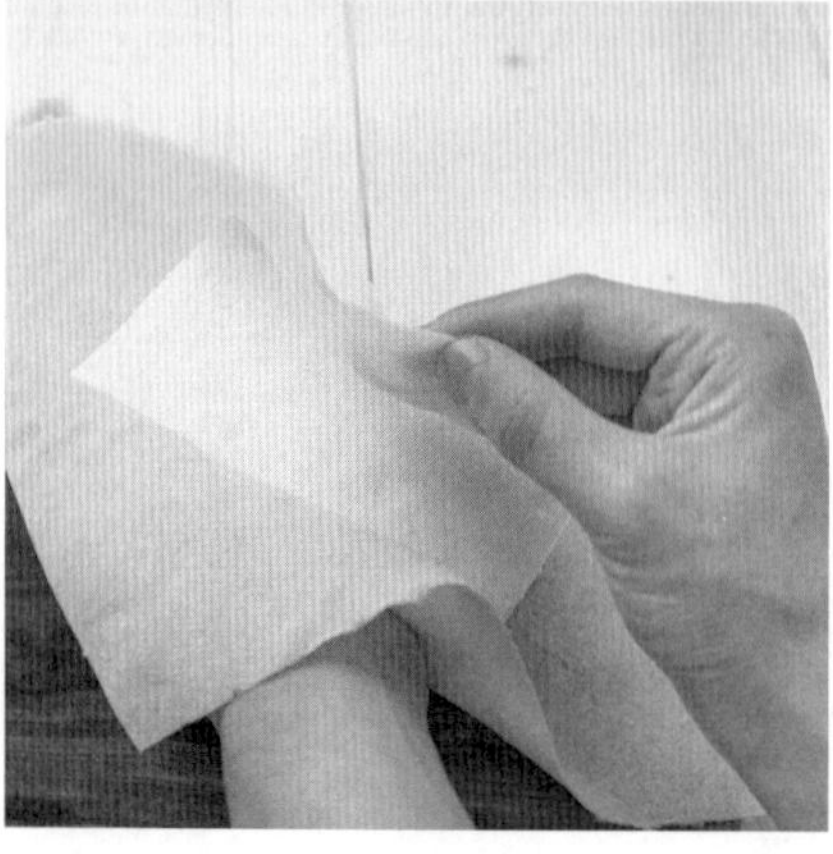

2｜豆腐に残った水気を拭き取る

1の豆腐から出た水分を捨て、キッチンペーパーかふきんで、残った水気を拭き取る。

3｜豆腐をクリーム状にすりつぶす

フードプロセッサーに**2**と塩、こしょうを入れて、なめらかになるまで2分ほどまわす。

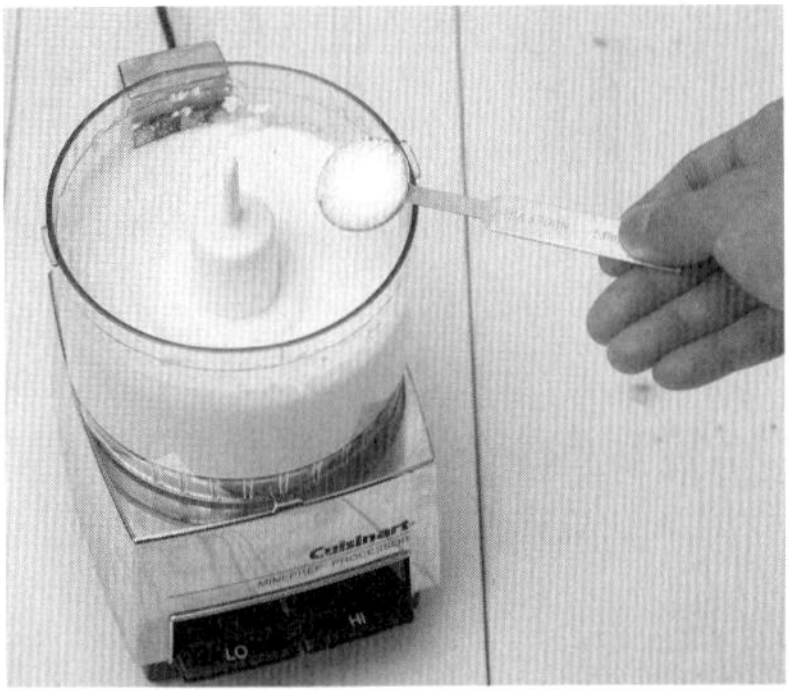

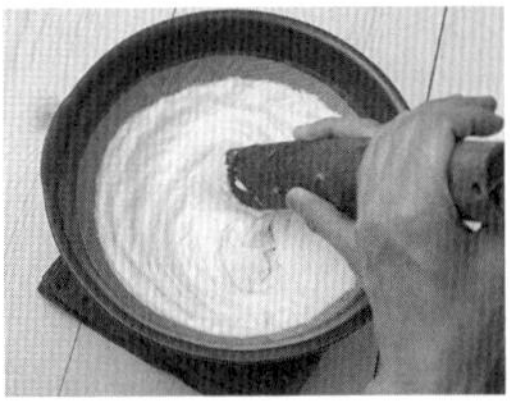

フードプロセッサーがない場合は……？

ブレンダーかすり鉢でも作れる（すり鉢の場合はクリーム状になるまで15分前後かかる）。

4｜できあがり！

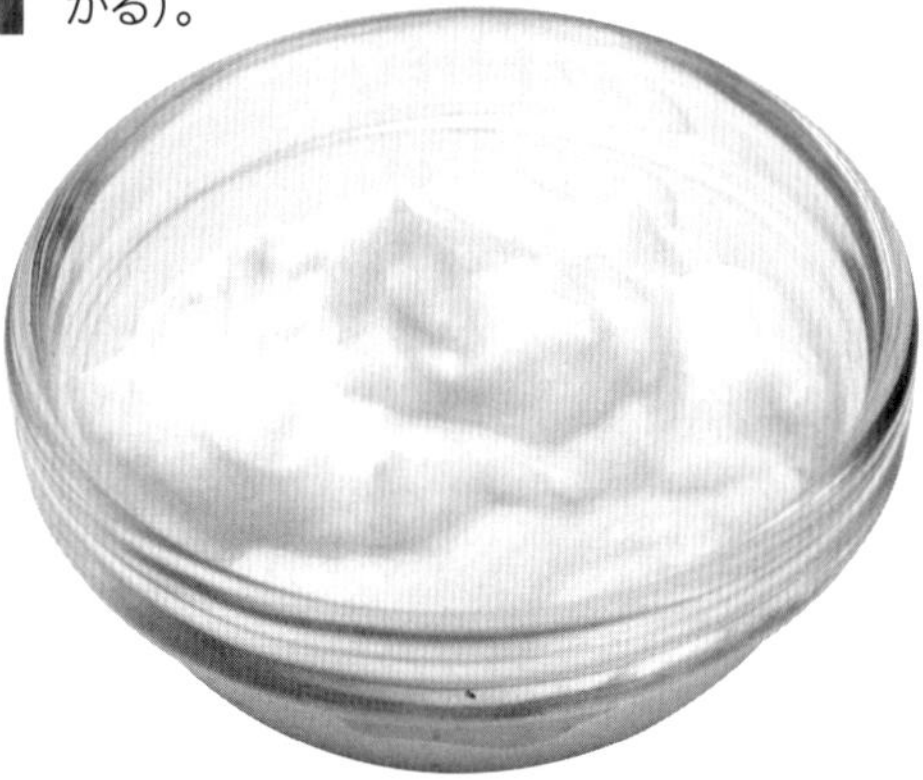

大さじ1あたり カロリー：8.6kcal 糖質：0.2g 塩分：0.2g

保存は冷蔵庫へ

「基本の豆腐クリーム」も、次ページの「アレンジ」も、密閉容器に入れて、冷蔵庫で保存し3日間程度で食べきる。「アレンジ」は食べる直前に作ったほうが、風味が落ちない。

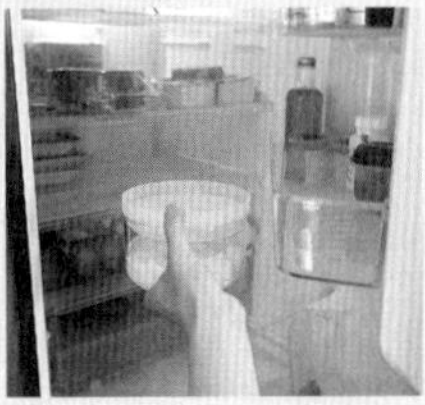

調味料を足すだけで違う味に変えられる！

アレンジ・豆腐クリーム

1 「基本の豆腐クリーム」の作り方と同じように、木綿豆腐（1丁・300g）を水きりして、水気を拭き取る。

2 1とそれぞれの調味料をフードプロセッサーやすり鉢でなめらかになるまでよくまぜれば完成。

しっかりとコクのある洋風味

ホワイトソース風豆腐クリーム

木綿豆腐（1丁）＋
コンソメのもと（顆粒）…小さじ2

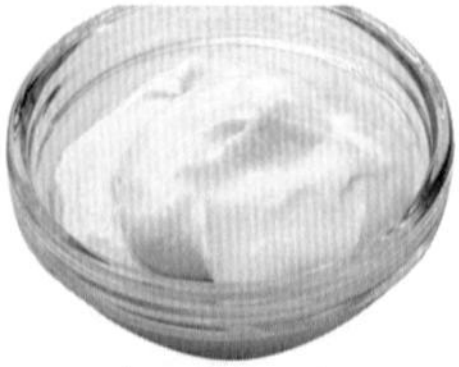

エネルギー	糖質	塩分
9.2kcal	0.2g	0.1g

※各大さじ1あたり

マヨネーズとそっくりの味

マヨネーズ風豆腐クリーム

木綿豆腐（1丁）＋
酢…大さじ2
マスタード…大さじ1強
塩…小さじ½

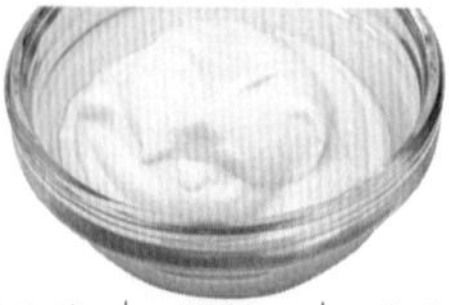

エネルギー	糖質	塩分
12kcal	0.2g	0.1g

※各大さじ1あたり

まろやかで上品な甘さ

はちみつ豆腐クリーム

木綿豆腐（1丁）＋
はちみつ…大さじ2

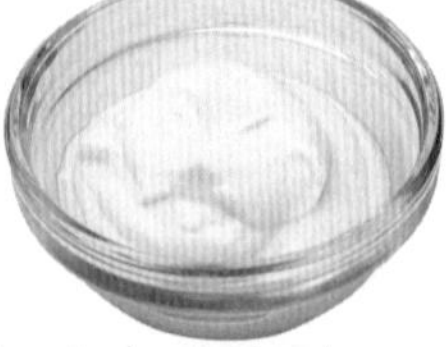

エネルギー	糖質	塩分
12kcal	0.2g	0.0g

※各大さじ1あたり

やや酸味のあるさっぱり味

チーズ風豆腐クリーム

木綿豆腐（1丁）＋
クリームチーズ…100g

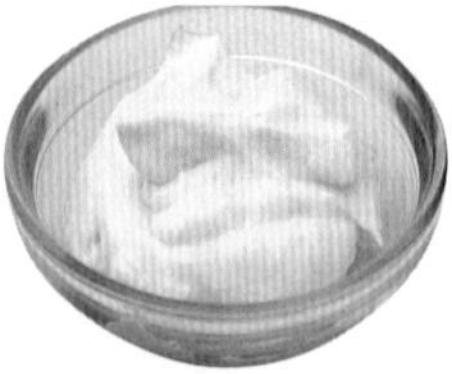

エネルギー	糖質	塩分
17kcal	0.2g	0.0g

※各大さじ1あたり

サーモンの動物性タンパク質と、豆腐の植物性タンパク質が一皿に

サーモンのカルパッチョ

材料（２人分）

基本の豆腐クリーム…大さじ３
サーモン（刺身用）…200g
きゅうり…１本
レモン汁…大さじ１

作り方

1 サーモンは薄くそぎ切りにする。きゅうりは縦に薄切りにする（スライサーを使うと、薄くきれいに切れる）。

2 皿に盛りつけ、豆腐クリームとレモン汁をかけていただく。

（落合貴子）

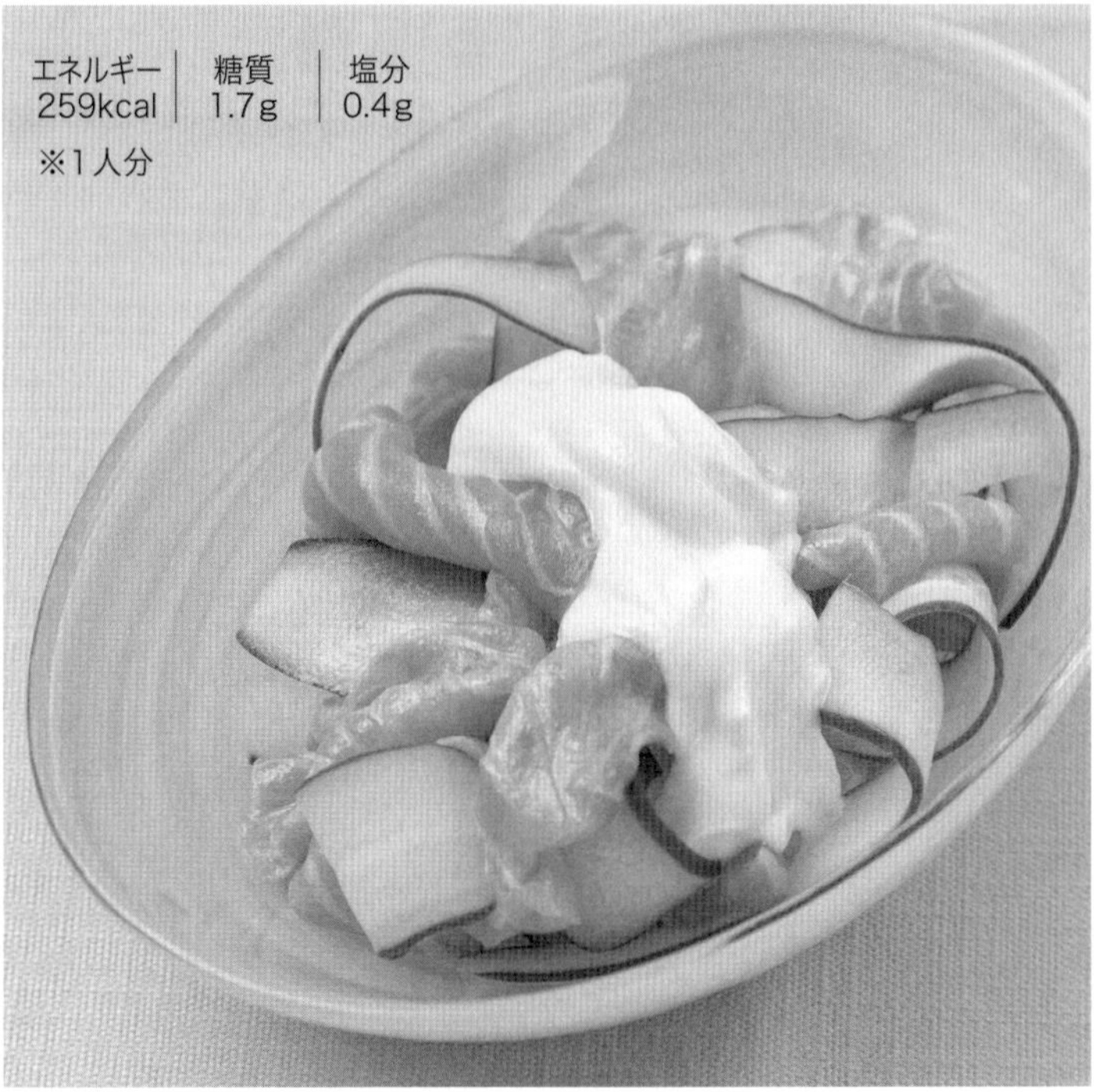
エネルギー 259kcal
糖質 1.7g
塩分 0.4g
※１人分

普通のタルタルソースに比べて、エネルギーを大幅減！

カジキマグロの照り焼き タルタルソース添え

材料（2人分）

カジキマグロ…2切れ
小麦粉、サラダ油…各適量

A
酒…大さじ2
しょうゆ、みりん
…各小さじ2

B
マヨネーズ風豆腐
クリーム…大さじ3
ゆで卵…1個
らっきょう漬け
…2～3粒
パセリ…少々

エネルギー	糖質	塩分
292kcal	13.2g	1.5g

※1人分

作り方

1 **B**のゆで卵はあらみじん切りに、らっきょう漬けとパセリはみじん切りにして、マヨネーズ風豆腐クリームとまぜてタルタルソースを作る。

2 カジキマグロに小麦粉を薄くまぶす。

3 フライパンを中火にかけて油を熱し、**2**を両面に焼き色がつくまで焼いてから、よくまぜた**A**をからめて、もう一度両面を焼く。

4 **3**を皿に盛り、**1**をのせる。あれば野菜を添える。（落合貴子）

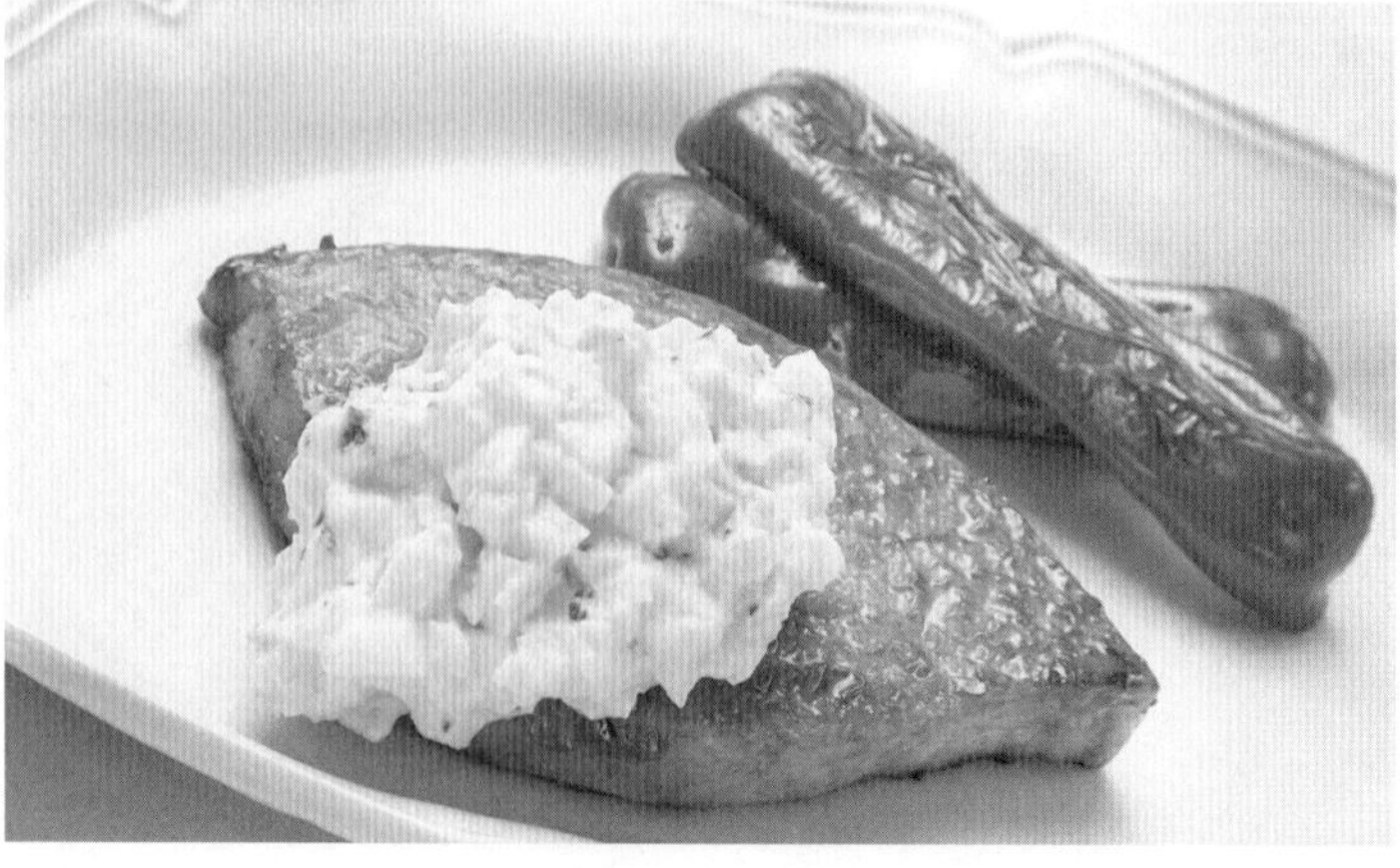

ホワイトソース使用のグラタンと比べて約113kcal、糖質約40gダウン！

チキンマカロニグラタン

材料（2人分）

ホワイトソース風豆腐クリーム…150g
鶏もも肉…120g
マカロニ…80g
玉ねぎ（中）…⅓個
ブロッコリー…⅓株
塩、こしょう、パン粉…各少々
サラダ油…小さじ1

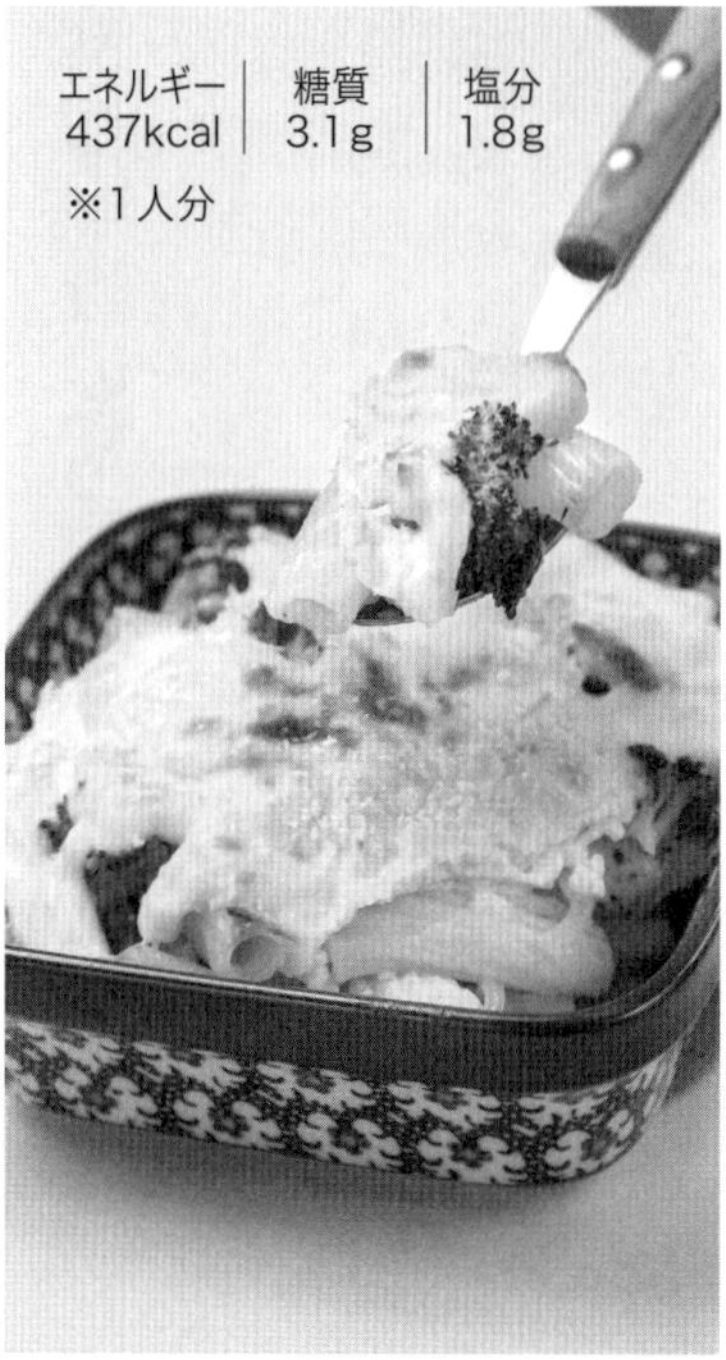

エネルギー	糖質	塩分
437kcal	3.1g	1.8g

※1人分

作り方

1 鶏肉は小さめの一口大に切り、塩、こしょうをふって10分ほどおく。

2 玉ねぎは薄切りにして、ブロッコリーは小房に分ける。

3 鍋にたっぷりの湯を沸かし、マカロニをパッケージに表示された時間通りにゆでる。ゆで上がり1分前に、鍋に**2**のブロッコリーを加え、いっしょにざるにあげる。

4 フライパンを火にかけて油を熱し、**1**を皮目から焼く。脂が出てきたらペーパータオルで拭き取る。両面に焼き色がついたら、**2**の玉ねぎを加えて、しんなりするまで炒める。

5 グラタン皿にホワイトソース風豆腐クリームの半量を敷いて、**3**、**4**をのせる。その上に残りの豆腐クリームをのせて、パン粉をふり、トースターで約20分焼く。

（落合貴子）

〈トマト寒天〉

トマトのリコピンと寒天の食物繊維の相乗効果で高コレステロールを改善

トマトに含まれる栄養素の中で代表格といえるのが、トマトの赤色のもとになるリコピンと、ビタミンCといえるでしょう。この2つの成分には、共通してある働きが備わっています。それが、活性酸素を除去する作用です。

私たちの体は呼吸で酸素を取り入れていますが、その一部が体内で活性酸素という毒物に変化します。活性酸素が体内の脂肪と結びつくと、さらに過酸化脂質という強い毒物になって体をサビつかせるのです。このサビこそが、動脈硬化や悪玉コレステロールの増殖、心筋梗塞、肌の老化などの原因となるのです。

ところが、リコピンとビタミンCには抗酸化作用があるため、活性酸素を除去することができ、先に述べたような症状の予防・改善につながると考えられます。

そんなトマトと合わせたいのが、寒天です。寒天はノンカロリーで食物繊維が豊富。重量のおよそ8割以上が食物繊維という高含有食品です。寒天の食物繊維は消化酵素で分解できないため、そのまま便といっしょに排泄されるのですが、腸を通過するときに糖やコレステロール、中性脂肪などをからめとり、おなかの掃除をしてくれます。寒天が便秘はもちろん、高血糖や高コレステロール、中性脂肪に効果があるといわれているのは、このためです。

このように、それぞれに素晴らしい作用や成分を持ち合わせているトマトと寒天。もちろん別々に体内に取り入れても十分効果は高いのですが、【トマト寒天】にすれば相乗効果が生まれ、より強い力で生活習慣病を予防、改善することが期待できます。

【トマト寒天】は
こんな症状に効果的

糖尿病
●
高血圧
●
高コレステロール
●
便秘
●
肥満
●
骨粗鬆症
●
肌荒れ
●
免疫力アップ

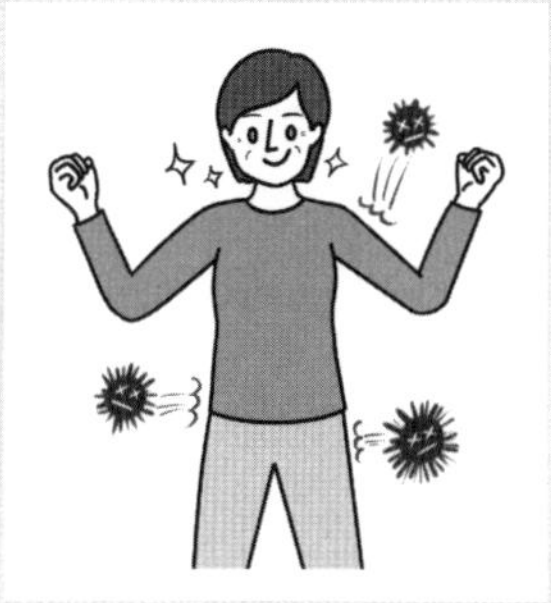

しなやかで強い血管をつくる
【トマト寒天】の作り方

材料(6食分)
・トマトジュース(食塩無添加)…400mℓ
・粉寒天…4g
・水…100mℓ

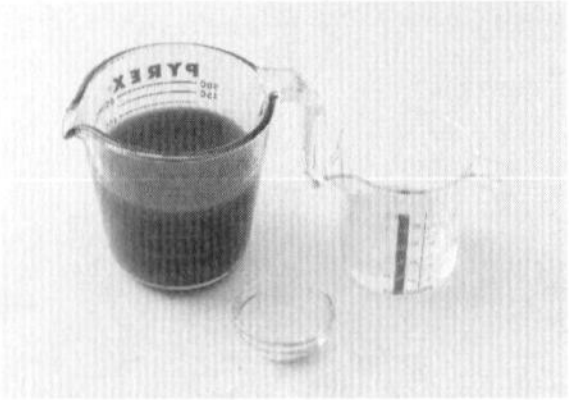

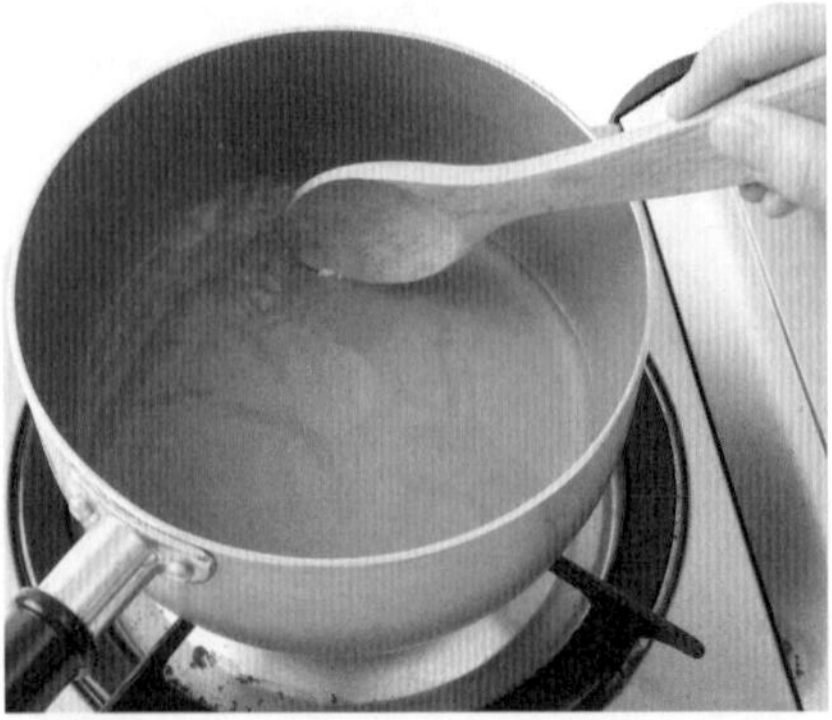

1|
水によく溶いた粉寒天を火にかける

鍋に粉寒天と水を入れてよくまぜ、火にかけて弱火で1分間煮る。

注意! 粉寒天がきちんと水に溶けていないと、あとで固まりません。火にかける前に、よく水とまぜましょう。

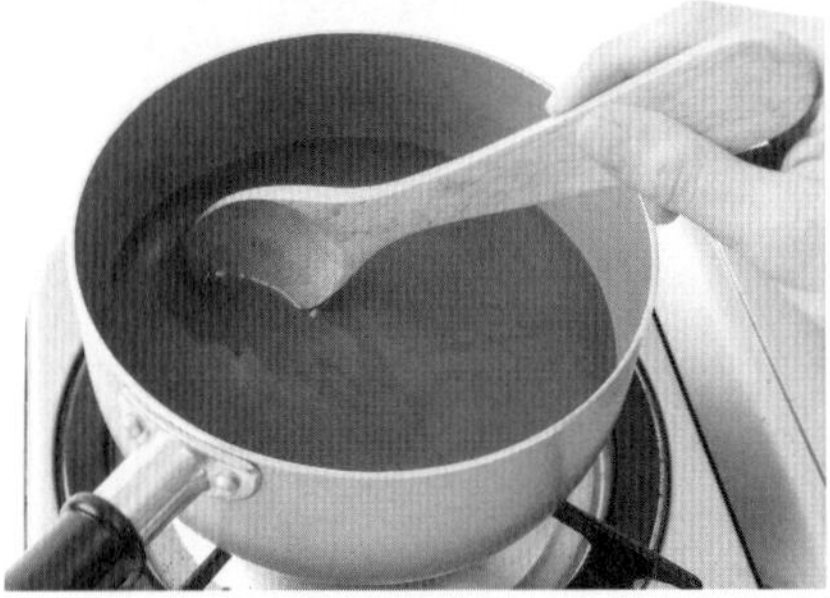

2|
トマトジュースを加える

1に常温のトマトジュースを加え、よくまぜ合わせたら火からおろす。

3｜冷蔵庫で固める

保存容器に入れ、あら熱が取れたら冷蔵庫に入れて固める。

注意！ 保存容器は、容量が600㎖以上のものを使ってください。

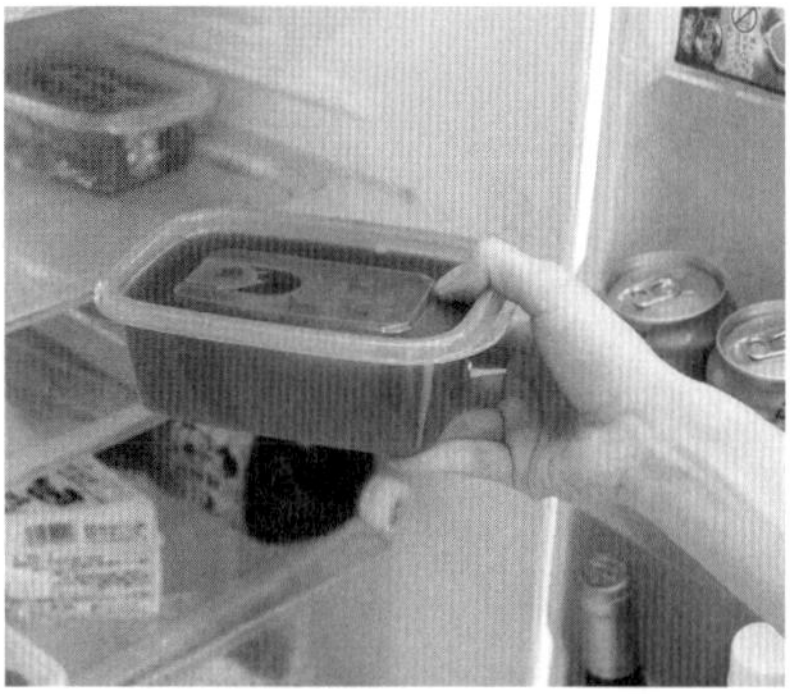

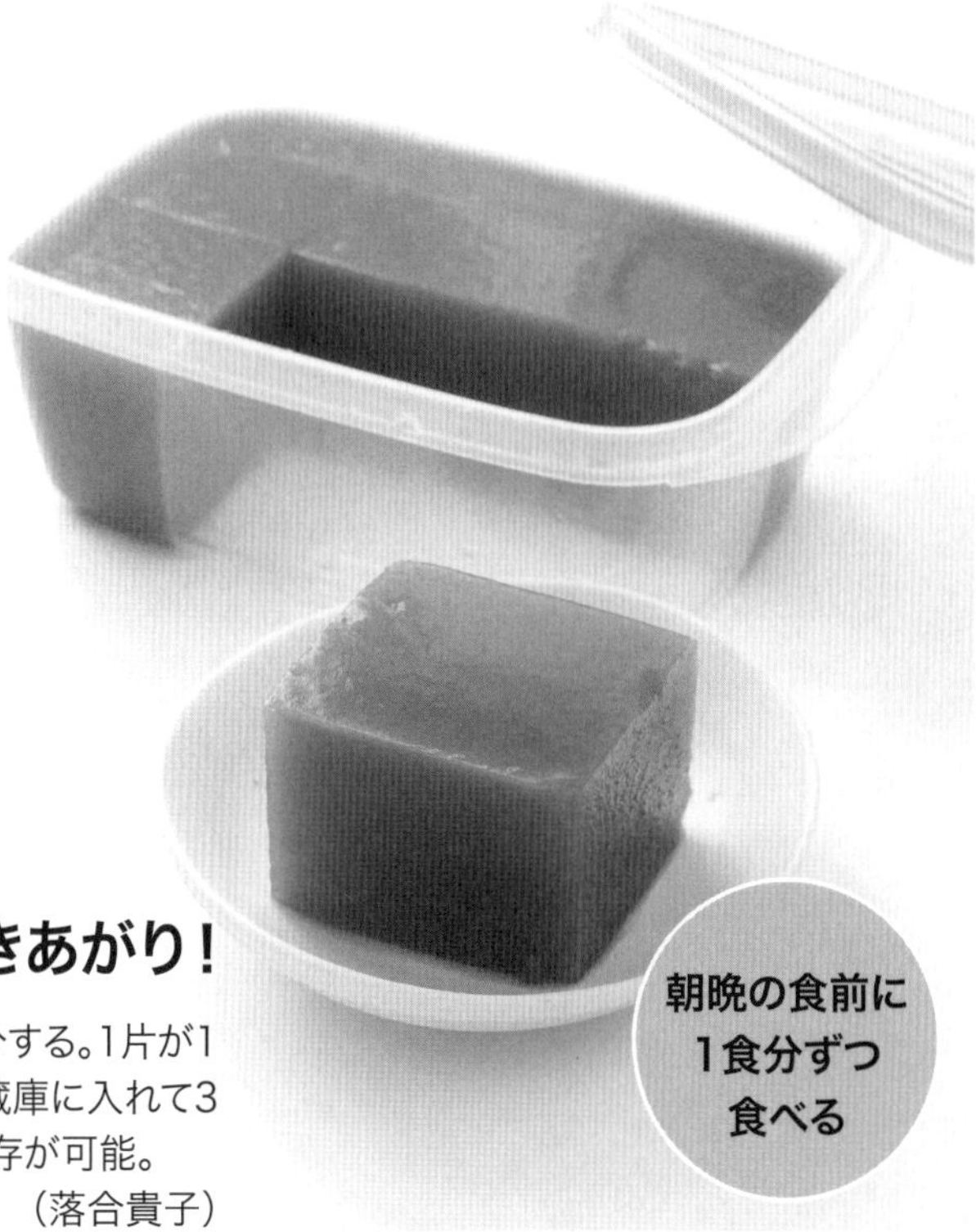
朝晩の食前に
1食分ずつ
食べる

4｜できあがり！

3を6等分する。1片が1食分。冷蔵庫に入れて3日間の保存が可能。

（落合貴子）

〈キャベツ〉

活性酸素を除去する栄養素がたっぷりの【キャベツ】で高コレステロールを予防・改善

胃潰瘍、高血圧、高コレステロール、骨粗鬆症、がん予防……。これらの症状をキャベツ１個で解決できると聞いたら、驚かれるのではないでしょうか。

キャベツは１００ｇあたり、わずか23キロカロリーという低カロリーの野菜。この点だけでも、すでにダイエットや血糖値コントロールに最適の食材であるといえるのですが、さらに特筆すべきが、その栄養素です。

まず、キャベツの栄養素を語るうえで欠かせない存在なのがビタミンＵです。胃腸の粘膜を保護したり、修復したりする働きがあるため、胃潰瘍や十二指腸潰瘍の改善効果があるといえるでしょう。また、ビタミンＵには肝臓の機能をよくしたり、肝臓内にたまった脂肪を減らす作用があるため、中性脂肪やコレステロールの値を安定させるのにも役立ちます。ほかにも、キャベツにはカリウムやカルシウム、ビタミンＫといった成分もたっぷり含まれます。

さらに、見逃せないのが抗酸化作用。抗酸化作用とは、活性酸素によって体内の細胞が酸化する（サビつく）のを阻止する働き。キャベツにはビタミンCやビタミンU、天然の色素である「イソチオシアネート」など、抗酸化作用を持つ栄養素が豊富に含まれているため、高血圧や高コレステロールなどはもちろん、がんなどの病気を予防・改善することができるのです。

油で揚げると成分が変化しにんにくの抗酸化作用がアップ

キャベツのにんにくじゃこオイル

材料（2人分）

にんにく…大1かけ（10g）　キャベツ…3枚（150g）
ちりめんじゃこ…5g　オリーブ油…大さじ1

作り方

1　にんにくはみじん切りにし、鍋にちりめんじゃこ、油とともに入れてカリカリになるまで炒める。

2　キャベツは一口大に切ってさっとゆで、水気をしっかりきって**1**であえる。　（検見﨑聡美）

エネルギー	糖質	塩分
84kcal	3.6g	0.2g

※1人分

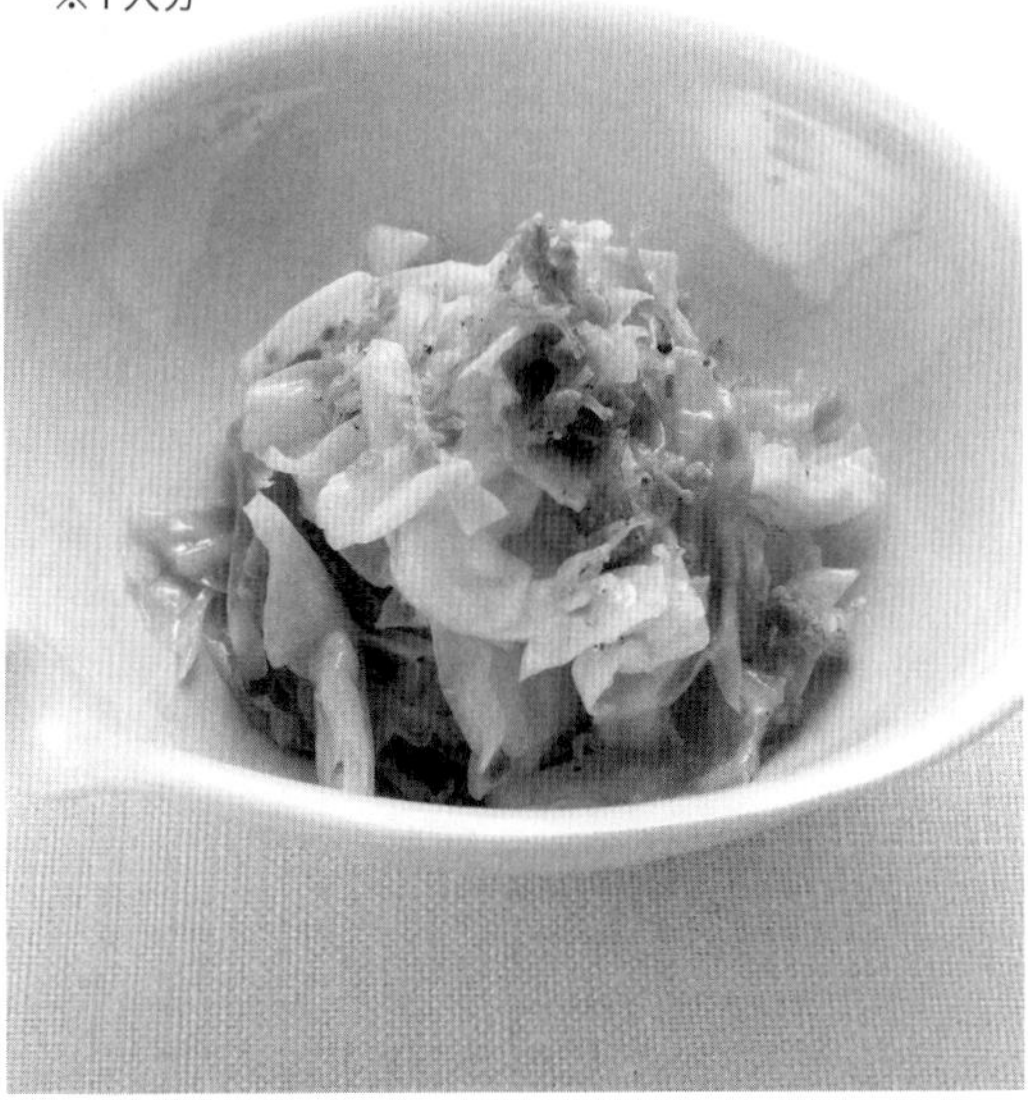

血圧・コレステロールを低下させるにんにくパワーをとるなら【蒸しにんにく】がおすすめ

にんにくには血管を広げ、血液の流れをスムーズにし、血圧を下げてくれる働きがあります。

にんにくをすりおろしたときにできる成分アリシンには、コレステロールを分解し、血中のコレステロール値を下げる作用があるため、動脈硬化をはじめとする生活習慣病の予防にもつながります。

ステーキなどの肉料理ににんにくがよく使われていますが、これは味覚的な理由だけではありません。肉やバターなど、コレステロール含有量の多い食品も、にんにくといっしょに食べると血中コレステロール値が上昇しにくいことが知られているからです。ほかにも、にんにくには抗血栓作用があることから、脳梗塞や心筋梗塞を予防する働きがあることも知られています。

ところが、にんにくは薬効が強すぎて食べ過ぎると胃腸に負担がかかる恐れがあることと、あの強烈なにおいが欠点。

そこで、おすすめなのが胃腸への負担とにおいを同時に抑える調理法の【蒸しにんにく】です。

これを1日3かけ程度とれば、胃腸への負担も少なく、血圧を下げる効果も期待できます。また、蒸したり、焼いたりして加熱することも、においを抑えるテクニックのひとつなのです。

栄養満点のにんにく料理は、「蒸す」「焼く」をポイントに、好みでアレンジして毎日続けてみてください。

【蒸しにんにく】の作り方

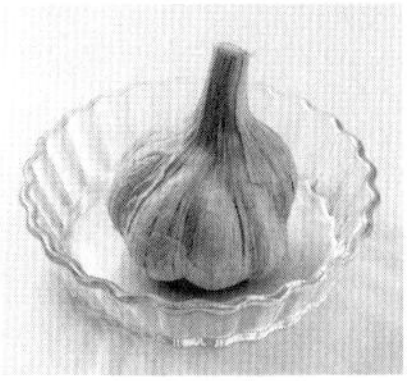

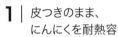

材料（4～5食分）
にんにく…1玉
塩、オリーブ油…各少々

作り方

1 皮つきのまま、にんにくを耐熱容器に入れ、フライパンにおく。フライパンに水を3㎝ほど注ぎ入れたら、蓋をして15分間、中火で蒸す。

2 蒸しあがったら、食べる分だけ皮をむき、塩とオリーブ油をかけて食べる。

（落合貴子）

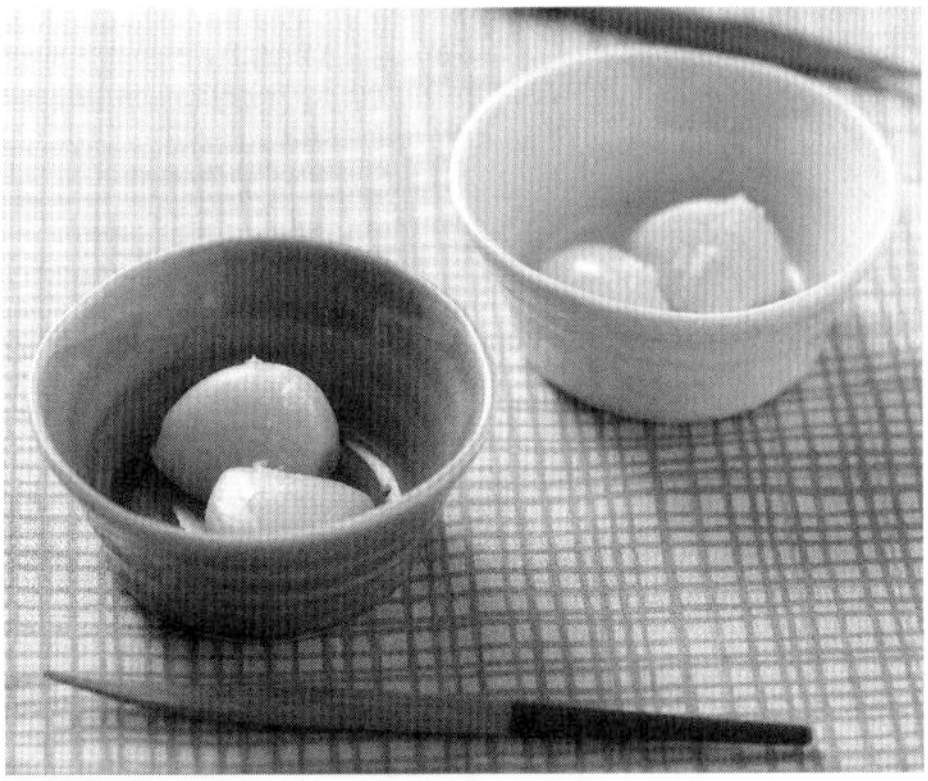

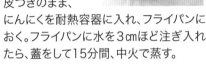

ここがポイント！

食べる分だけむいて

1日1回、1～2粒を食べる。まるごと蒸したほうが手軽なので、一度に蒸して食べる分だけ皮をむく。残りは冷蔵庫で保存を。

〈黒酢〉

黒酢の有機酸やアミノ酸はコレステロールや中性脂肪の分解をスムーズにする

近年、健康効果が高い食品として注目されている黒酢ですが、その効果の秘密は有機酸にあります。酢酸やクエン酸をはじめとする有機酸には、タンパク質、脂質、糖質の３大栄養素をスムーズに分解し、吸収しやすくする働きがあります。仮に、３大栄養素の分解がすみやかでなければ、血液中にコレステロールや中性脂肪、脂質などがたまり、ネバドロ血液の原因となります。

当然、流れが悪い血液を全身に巡らせるため、心臓は頑張って血流をよくしようとしますので、その結果、血圧の上昇を招いてしまいます。ところが、黒酢は３大栄養素の代謝を促してくれるため、高血圧、高血糖、高コレステロールなどを防いでくれるのです。

アミノ酸の働きも見逃せません。人間の体は体重の60～65％が水分、16～20％がタンパク質といわれており、このタンパク質を構成しているのがアミノ酸です。なかでも、体内では合成できないリジン、バリン、ロイシンなどのアミノ酸を必須アミノ酸といい、脂肪の合成を抑えて、体内で脂肪をたまりにくくする作用があります。脂質の分解が速ければ、血液の流れもスムーズになりますから、血圧の上昇が予防できるといえるでしょう。

黒酢とキャベツのダブルの力で血液や血管を若返らせる

黒酢キャベツ

材料（約6日分）
黒酢…150mℓ
キャベツ…½個
水…250mℓ
はちみつ…大さじ3
塩…小さじ¼
粒こしょう…5〜6粒
ローリエ…1枚

作り方

1 キャベツは芯をつけたまま、6等分のくし形切りにする。

2 熱湯消毒した保存容器に**1**と残りの材料を入れる。

3 一晩漬けたら食べられる。1日1ブロックを目安に。保存は冷蔵庫で。

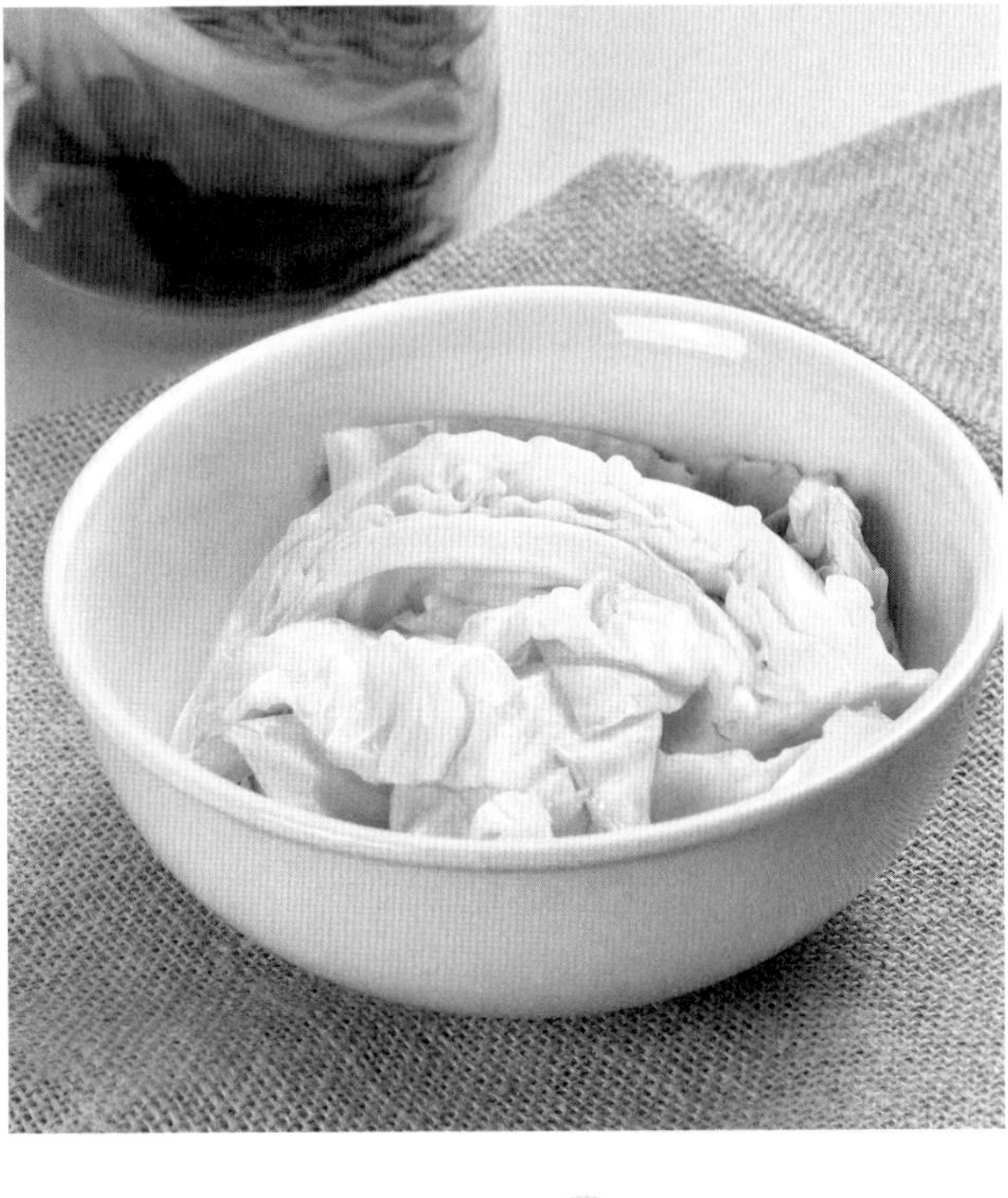

〈玄米〉

食物繊維、ビタミンB群、ギャバなど、玄米はメタボ解消に有効な成分の宝庫！

玄米には、葉酸などのビタミンB群や、ビタミンE、食物繊維など、メタボ（メタボリックシンドローム）解消に有効な成分がたくさん含まれています。

玄米の胚芽部分に豊富に含まれているビタミンB群は、ビタミンB_1、B_2、B_6、B_{12}などの総称です。これらビタミンB群は、食事でとった脂質や糖質をエネルギーとして燃やすのを手伝い、脂肪となって体にたまることを防いでくれます。

さらに、玄米に含まれる食物繊維は、脂質や糖質の体への吸収を抑えて、ダイエットや便秘改善に効果を発揮します。また、食後の血糖値を上がりにくくする効果もあります。

アミノ酸の一種であるギャバという成分も、メタボ解消には見逃せません。ギャバは、発芽玄米に特に多く含まれ、血圧の上昇を抑えたり、血液をサラサラにしてくれます。同時に、肝臓、腎臓の機能を高めて中性脂肪の抑制や悪玉コレステロールの減少に効果を発揮します。また、成長ホルモンの分泌をよくして、肌を美しくします。

ほかにも、ダイエット中に不足しがちなマグネシウム、リン、マンガン、亜鉛などのミネラルも豊富。玄米はまさにメタボ解消の切り札ともいえる食材です。

メタボ解消食品の王者・玄米の簡単レシピ

玄米ひじきご飯

材料（4人分）
玄米…2合
ひじき（乾燥）…10g

作り方

1. 玄米は水で洗い、ざるにあげる。
2. 炊飯器の内釜にすべての材料を入れる。2合分の目盛りまで水を入れ、さらに水50㎖を足し、「玄米モード」で炊く。　（落合貴子）

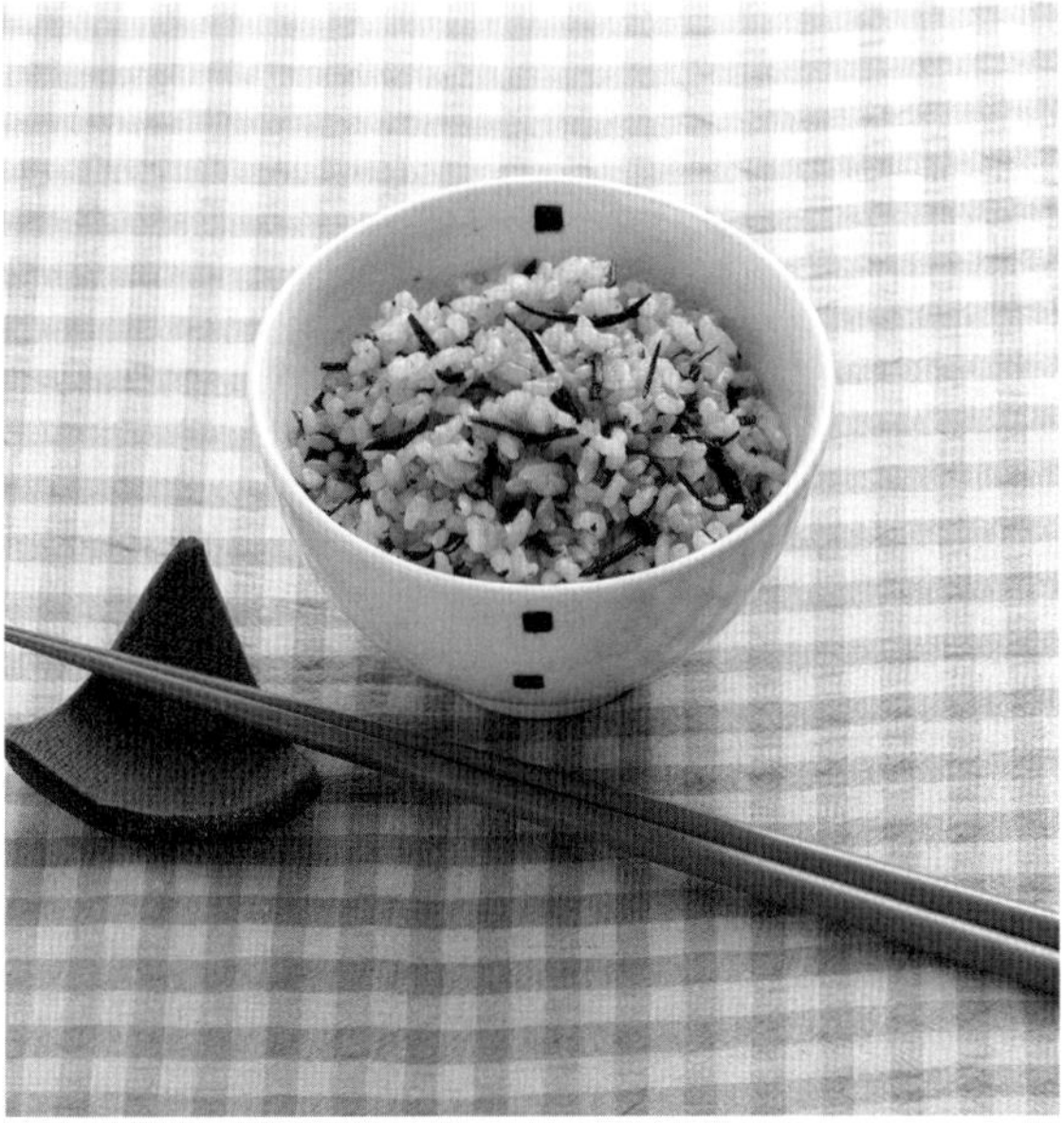

point 最近は「玄米」や「発芽玄米」モードが搭載された炊飯器が多く。ボタン1つで簡単に炊ける。普通の炊飯器や鍋で炊く場合は、といだ玄米を最低でも1時間は水につけておき、玄米の1.2～1.5倍量の水を加えて炊く。

きのこに豊富な食物繊維がもつ腸内環境改善作用で生活習慣病を撃退

きのこは低カロリー食材の代表格であり、積極的にとりたい栄養素が豊富に含まれています。その筆頭が食物繊維。しかも、水溶性食物繊維と不溶性食物繊維の両方がバランスよく含まれていることが特徴です。食物繊維にはコレステロール低下作用、血糖値の改善作用、動脈硬化や心疾患の予防作用などもあり、生活習慣病の予防・改善の意味でも積極的にとりたい成分といえます。

そんな食物繊維が豊富なきのこは、種類によって含まれるうまみが異なるため、複数のきのこを組み合わせることで相乗効果が生まれ、よりおいしくなります。

また、えのきだけにはタンパク質が比較的多く含まれており、エリンギにはカリウムが、しいたけにはコレステロールの沈着を防ぐエリタデニンという成分が多いなど、種類ごとに栄養素が微妙に異なるので、数種類のきのこをいっしょにとることは栄養面でも理想的といえます。

便秘や下痢など腸の不調が気になる人や、肥満や生活習慣病を予防・改善したい人に最適なので、ぜひ、きのこを毎日の食卓に取り入れるようにしましょう。

きのこのココが腸に効く

水溶性・不溶性食物繊維が豊富

↓

腸の蠕動運動を高め、便秘を解消	腸内で善玉菌のエサとなり、腸内細菌のバランスを改善	余分なコレステロールや腸内の有害物質を吸着し、排出する
↓	↓	↓
免疫力アップ	**高血糖・高血圧など生活習慣病の予防・改善**	**ダイエット 美肌**

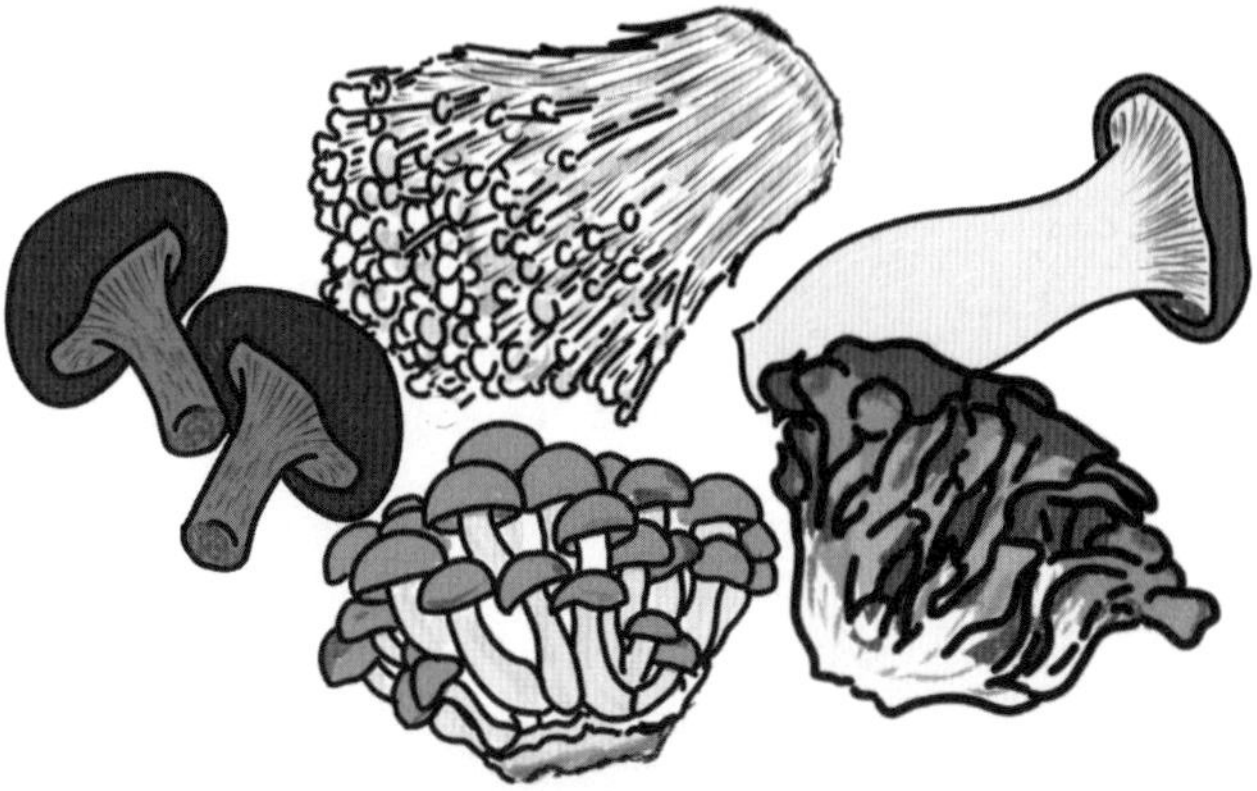

主なきのこの食物繊維量 （100g中）

生しいたけ	えのきだけ	まいたけ	しめじ	エリンギ
4.2g	3.9g	3.5g	2.7g	3.4g

「七訂日本食品標準成分表」より

まぜるだけ！　和えるだけで料理をおいしくする！

【うま味きのこ】の作り方

材料（できあがり量　約430g）
・エリンギ、まいたけ、しいたけ、しめじ、えのきだけ……各100g（合わせて500g）
・塩……小さじ1強

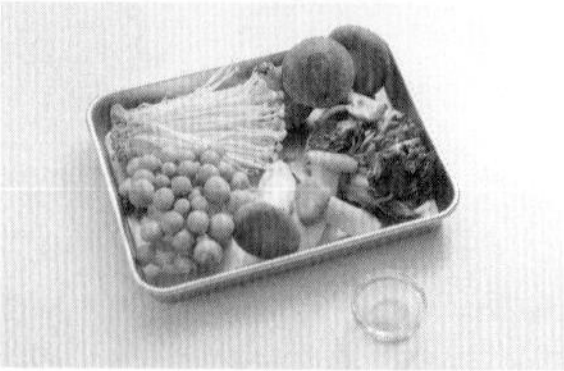

1 食べやすい大きさにする

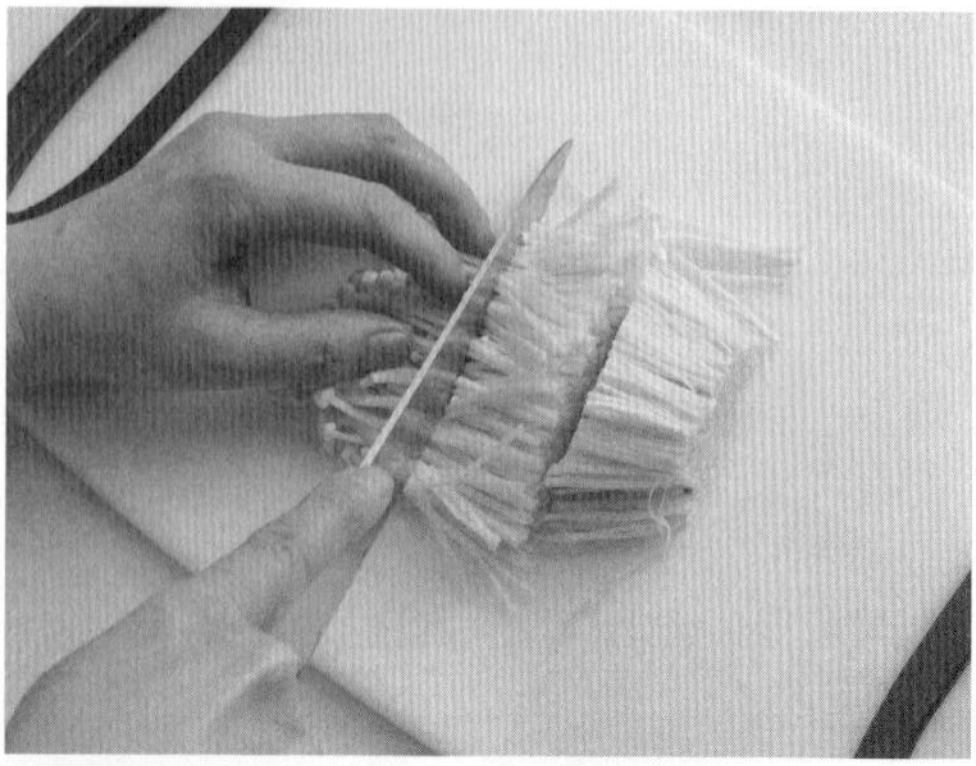

きのこはそれぞれ石づきを除き、エリンギは長さを半分にしてから縦に6〜8等分に手で裂く。しいたけも同様に縦に6〜8等分に裂き、えのきだけは長さを3等分に切る。まいたけ、しめじは小房に分ける。

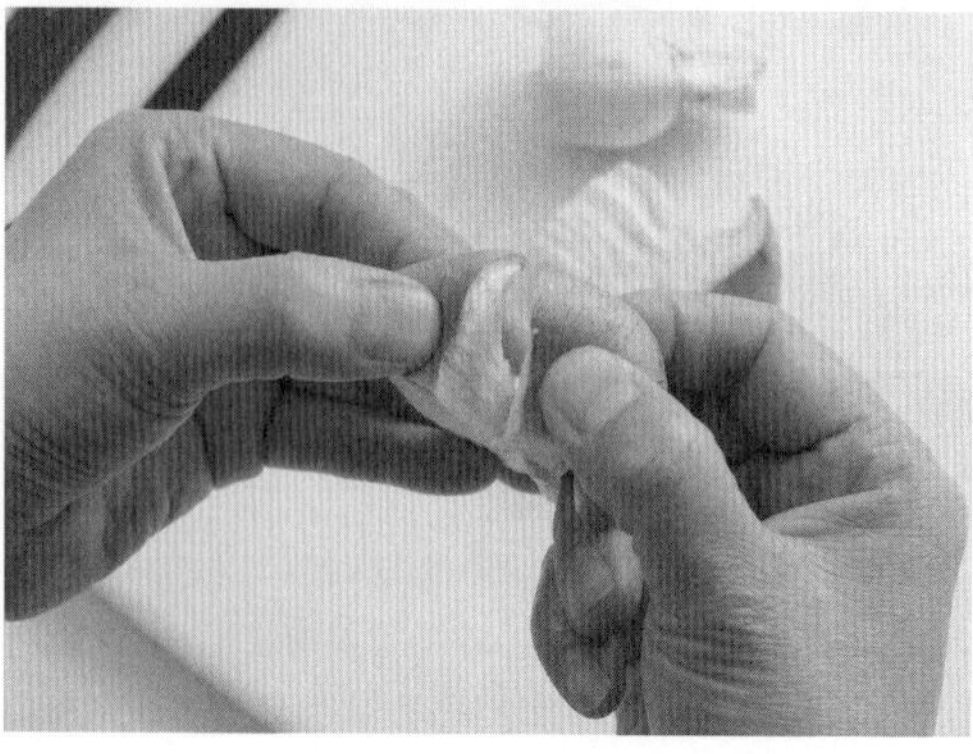

2 | レンジで加熱する

1を耐熱容器に入れて塩をふりかけ、電子レンジ(600W)で5分間加熱する。

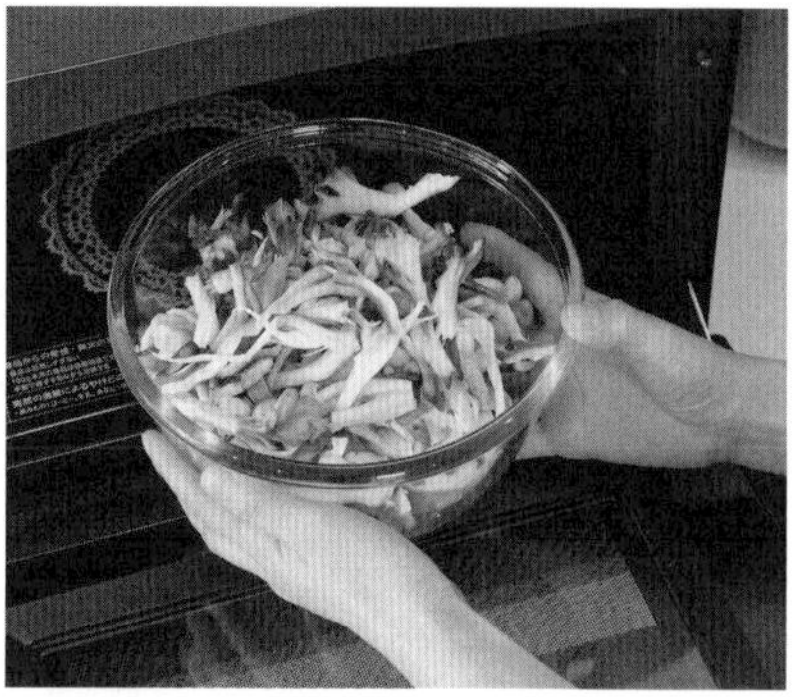

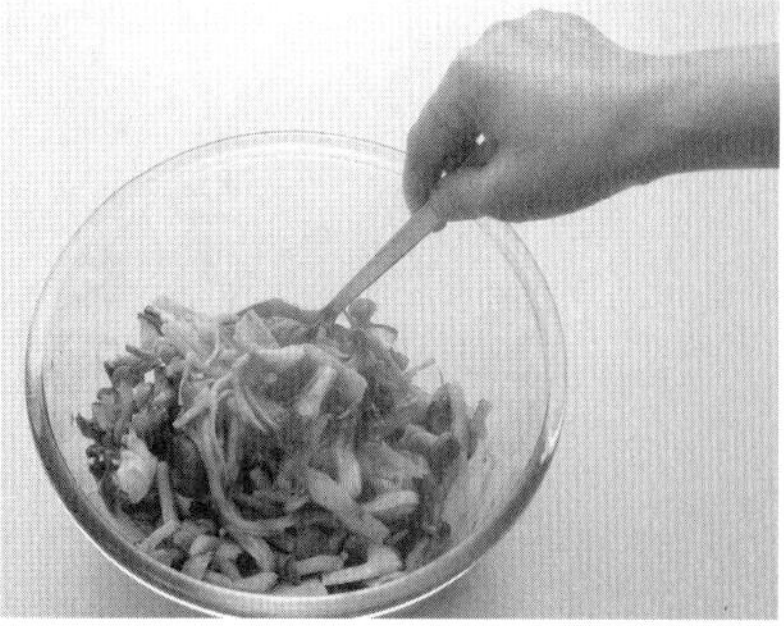

3 | あら熱をとる

電子レンジから取り出し、そのまましばらくおいてあら熱をとる。

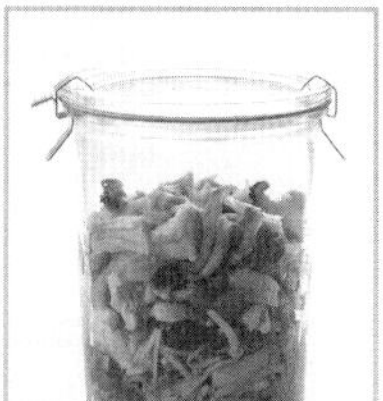

冷蔵庫で
1週間
保存OK

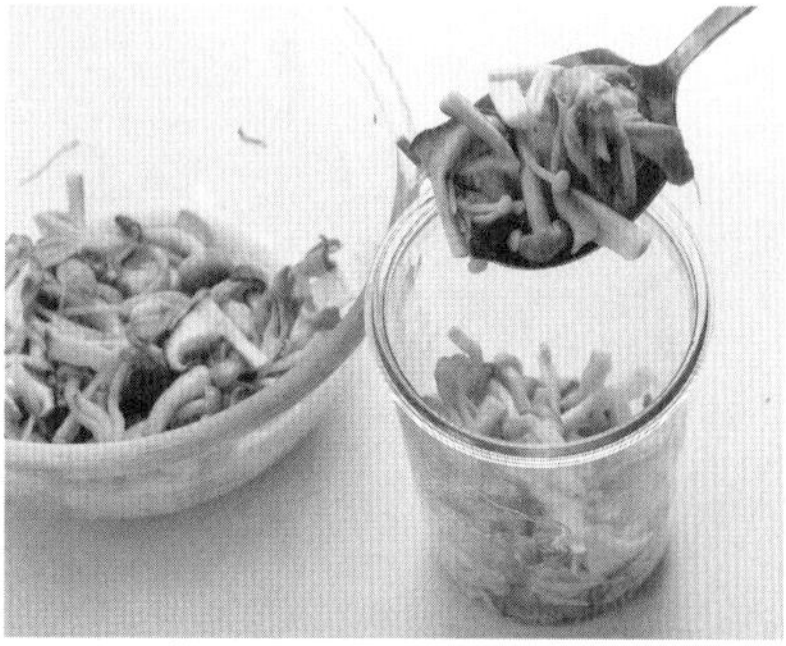

4 | 保存する

保存用の密閉容器に移し、冷蔵庫で保存する。 (落合貴子)

〈コンブ〉

コンブで体内の毒素や老廃物をデトックス。中性脂肪、コレステロール下げ効果も抜群

体内において過剰に摂取した脂肪や糖分、塩分は害をなすものであり、さらにこれらが代謝される際に生じる老廃物や活性酸素によって、がん細胞などが日々生み出されています。

これらは体に停滞させず、いち早くデトックスする必要があります。そのためにコンブの食物繊維の一種であるアルギン酸やフコイダン、さらに脂肪のデトックスに関して、近年、特に注目を集めている脂溶性成分のフコステロールが大変有効なのです。

脂肪についてはさらに、フコキサンチンという成分も注目されています。フコキサンチンには、肥満の原因である脂肪細胞への脂肪の蓄積を抑制する効果が認められています。高コレステロールや高中性脂肪だけでなく、肥満は高血圧や高血糖にもつながるので、あらゆる生活習慣病の改善も期待できるわけです。

そのほかにも、コンブにはカリウムやマグネシウム、カルシウムといったミネラルも豊富。これらは血圧を安定させるだけでなく、骨の成分となって骨粗鬆症も予防します。

コンブの体によい働き

内臓脂肪を燃やして肥満を解消する

コンブの茶褐色の色素、フコキサンチンが脂肪を燃焼。内臓脂肪を減らす効果があり、肥満が原因の高血圧や糖尿病も改善

糖質や脂質を排出し、糖尿病や脂質異常症を改善

水溶性食物繊維の一種、アルギン酸とフコイダンが、食べ物に含まれる余分な糖質や脂質を排出して糖尿病や脂質異常症を改善

必須栄養素であるビタミン、ミネラルが豊富

ビタミンA、B群、D、Kなどのビタミン類や、カリウム、マグネシウム、カルシウム、ヨウ素などのミネラル類が豊富

高血圧を防ぎ、心筋梗塞や脳卒中を予防

ラミナランが血圧を下げ、たっぷりのうまみ成分で楽々減量できるため、高血圧が改善し、動脈硬化を防いで、心筋梗塞や脳卒中を予防

低カロリー、低脂肪のダイエット食

コンブは低カロリー、低脂肪、低コレステロールのダイエット食品。水溶性食物繊維が胃の中で膨張し過食を防ぐ効果も

腸内環境をよくして便秘を解消し、免疫力もアップ

アルギン酸、フコイダンなどの水溶性食物繊維は善玉菌のエサとなり腸内環境を改善。便秘を解消して、腸の免疫機能も高める

ツナ缶を汁ごと使ってうまみを生かす

切りコンブのいり煮

材料（2人分）

切りコンブ（生）…80g
にんじん…4㎝（40g）
ツナ（水煮缶）…1缶（80g）
サラダ油…小さじ1
A｜だし汁…½カップ
　｜しょうゆ…小さじ½
　｜塩…少々

作り方

1｜コンブは食べやすく切る。にんじんは細切りにする。

2｜フライパンにサラダ油を熱し、**1**を炒める。にんじんがしんなりしたら、ツナを缶汁ごと加え、**A**を加える。ときどきまぜながら、汁気がなくなるまで煮る。

（検見﨑聡美）

エネルギー	糖質	塩分
70kcal	2.4g	0.8g

※1人分

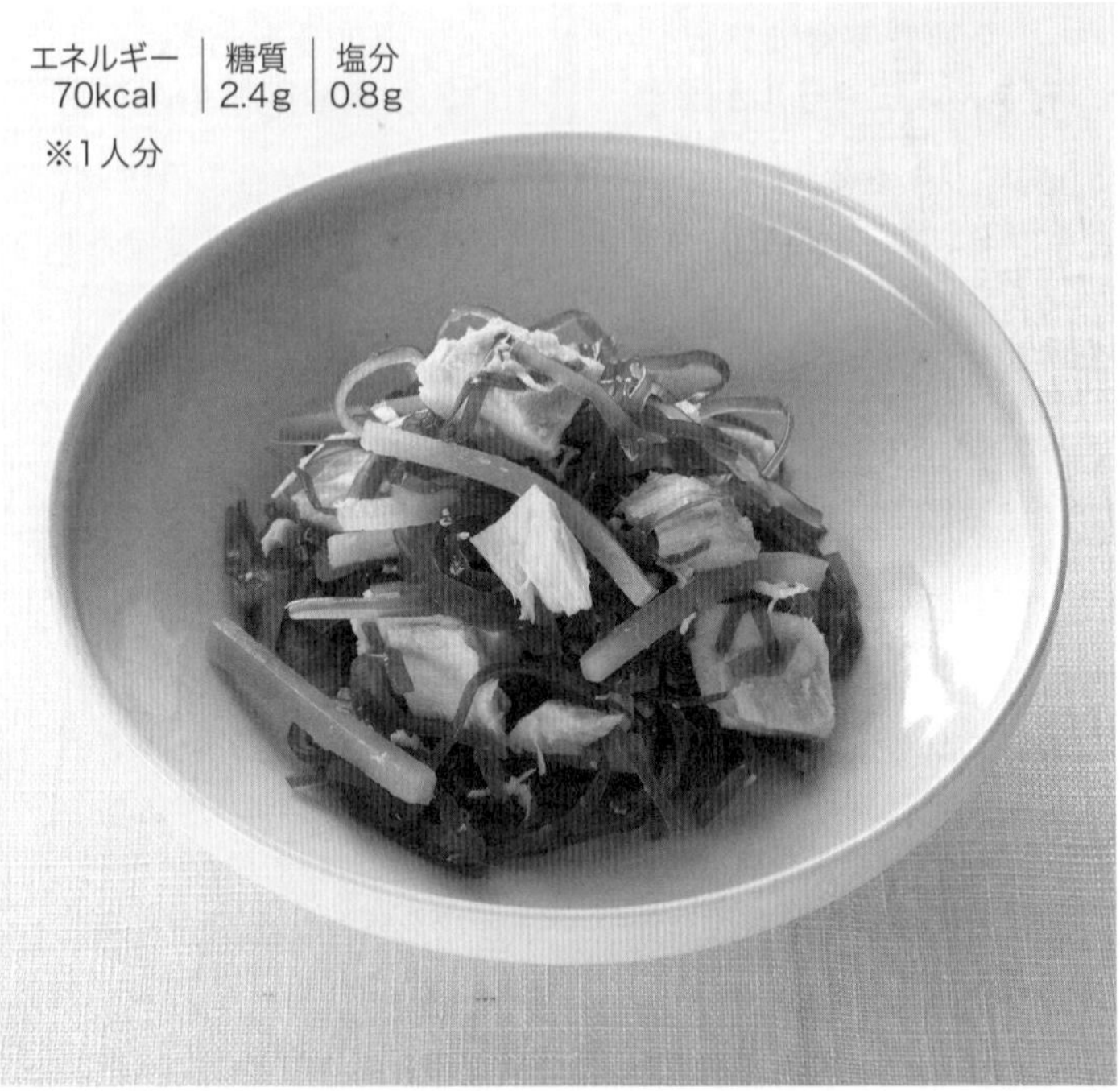

PART**4**

ステップ4

【生活習慣】を変えるだけで コレステロールの心配はなくなります

コレステロール値を下げるためには、日常の生活習慣を見直すことも大切です。生活習慣を変えればコレステロール値を下げることができます。歩いたり、睡眠のとり方を適正にするだけで、コレステロール値を下げることは可能なのです。

呼吸をしながら行う軽い運動〈有酸素運動〉は善玉コレステロールをふやし、動脈硬化を予防する

生活習慣病の予防・改善には、食事と運動が車の両輪の役目をしています。血糖値を下げて糖尿病を防ぐ、血圧を下げ安定させて高血圧を予防する、中性脂肪やコレステロールの値を改善して動脈硬化を予防するなど、運動のさまざまな効果が明らかにされています。

特に注目すべきは、運動には善玉コレステロールのＨＤＬをふやす作用があることです。コレステロールには善玉のＨＤＬと悪玉のＬＤＬがあり、脂質を末梢の血管に運ぶＬＤＬがふえると動脈硬化を促進し、脂質を回収する働きのＨＤＬが多いと動脈硬化が予防されます。ですから、動脈硬化を防ぐにはＬＤＬを減らして、ＨＤＬをふやせばいいのですが、ＨＤＬをふやす方法というのがあまりないのです。

そうしたなかで、科学的にもその効果が認められているのが〈有酸素運動〉です。ウォーキング、ジョギング、水泳、サイクリングなどの、呼吸を続けながら行う軽度の運動です。有酸素運動を行うとＨＤＬをつくる酵素が活性化され、ＨＤＬの産生がふえるのです。ＨＤＬは余分なコレス

歩くだけでHDLコレステロール値が改善する

1日に歩く歩数が多いほどHDLコレステロール値が上がることがわかります。

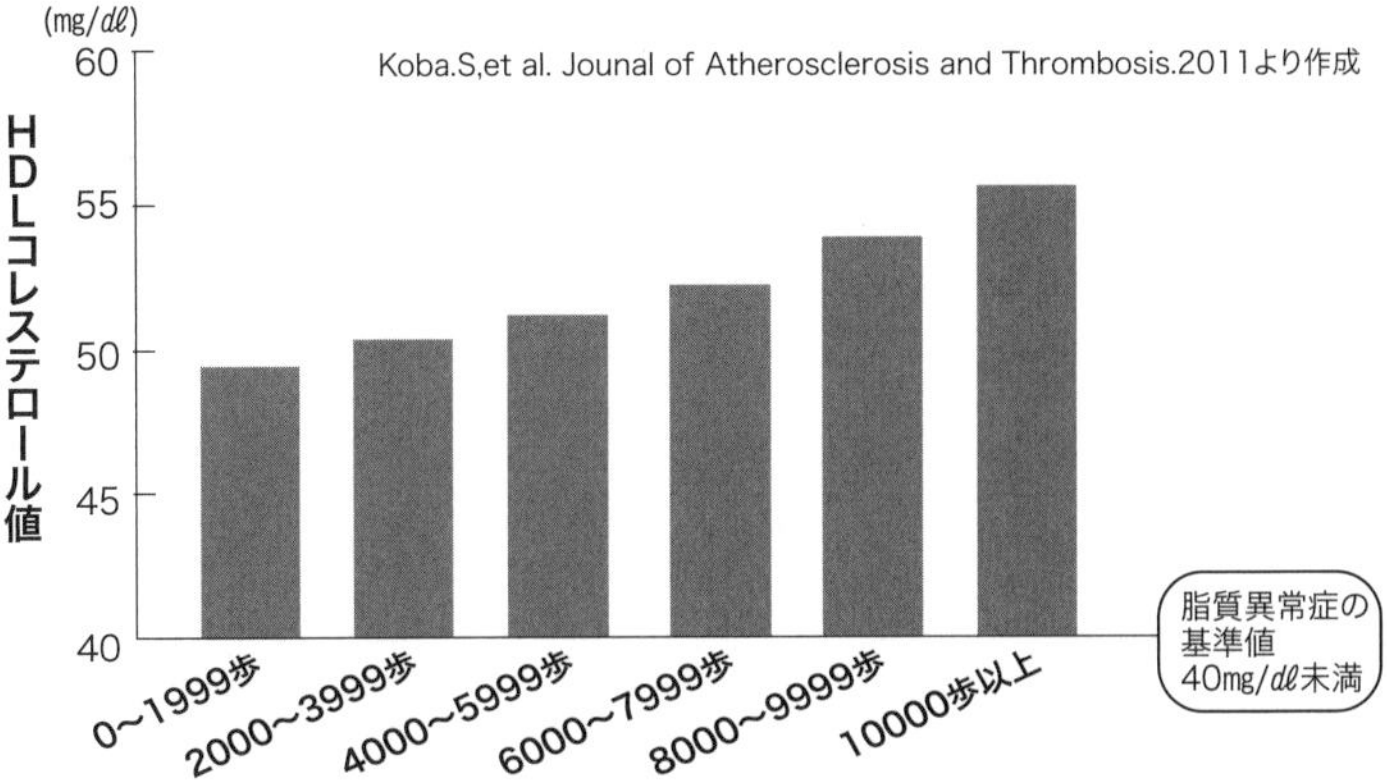

Koba.S,et al. Jounal of Atherosclerosis and Thrombosis.2011より作成

テロールを処理しますから、LDLを減らすことにもなります。また、体内のコレステロールの約90%は体内の中性脂肪を材料にしてつくられますから、運動をしてエネルギーを消費すると、血液中のブドウ糖だけではなく、蓄えてある中性脂肪を燃やしてエネルギーとし、肥満を解消します。中性脂肪はコレステロールをつくる材料となるので、これが減少すれば余分なコレステロールも減っていきます。中性脂肪を燃やすときには酸素が必要なので、酸素を取り込む有酸素運動が有効なのです。

これに対して、短距離走や重量挙げ、相撲、ベンチプレスなど、力んで呼吸を止めて行う運動を〈無酸素運動〉といいますが、これはコレステロール値を改善する効果はあまり期待できません。無酸素運動では中性脂肪を燃やすときに酸素が不足して不完全燃焼となり、アセト酢酸という代謝産物を生じるのです。これはコレステロールをつくる材料になるので、逆効果になりかねません。

一方、スポーツジムなどで行う筋力トレーニングも無酸素運動ですが、これによって筋肉を鍛えることは、生活習慣病の予防・改善に役立ちます。筋肉を鍛錬すれば、それだけでエネルギーを消費しますから、血糖値が下がって糖尿病の予防や改善につながりますし、肥満を解消する効果もあります。さらに、鍛錬することで筋肉量がふえますから、基礎代謝（生きていくうえで必要最低限のエネルギー量）が多くなり、エネルギーを効率よく消費できるようになります。いいかえれば太りにくい体ができるわけで、生活習慣病の予防・改善に役立つのです。無酸素運動は健康な体をつくるためには有効ですから、有酸素運動とあわせて続けていくといいでしょう。

有酸素運動は一定の時間続けて行うことが効果的とされます。できれば1時間、少なくても30分くらい、適度に休息しながら続けるといいでしょう。そして、これを長い期間にわたって続けることが大切で、毎日の習慣にできればベストです。しかし、仕事が忙しかったり、天気が悪かったりして、中断することもあるでしょう。そこでやめたりしないで、できるときにできる範囲で、自分の生活スタイルにあわせて、臨機応変に続けていけばいいのです。

コレステロール値を改善する運動療法は、効果が出るまでに時間がかかるといわれます。効果がみられるのは、最初はＨＤＬ値で、開始から2〜3カ月、ＬＤＬ値は6カ月後くらいからとされますから、根気よく続け、習慣づけることが大切です。

日常生活の中でできるちょっとした運動

1日のエネルギー消費量を大きく左右するのは仕事や家事などで使われるエネルギー。運動量をふやすのにいちばん簡単な方法は、日常生活の中でできるだけ体を動かすことです。

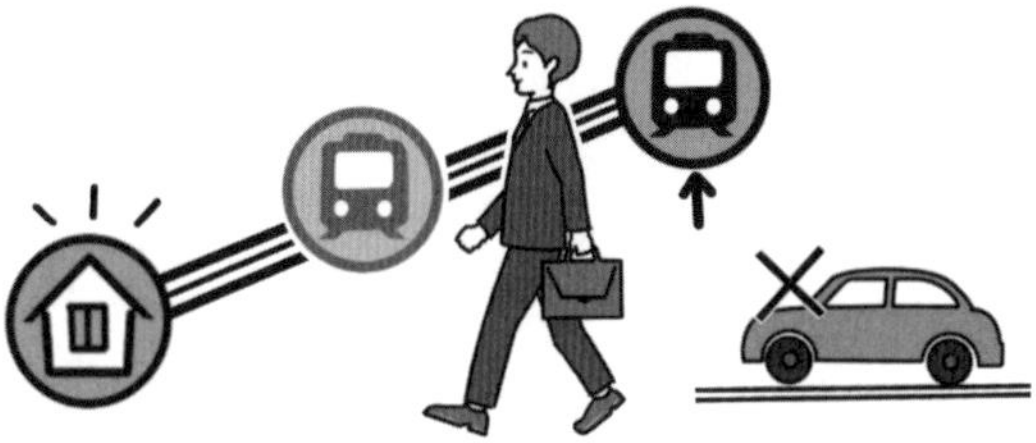

●通勤には車を使わず、電車やバスは一駅手前で降りて歩く

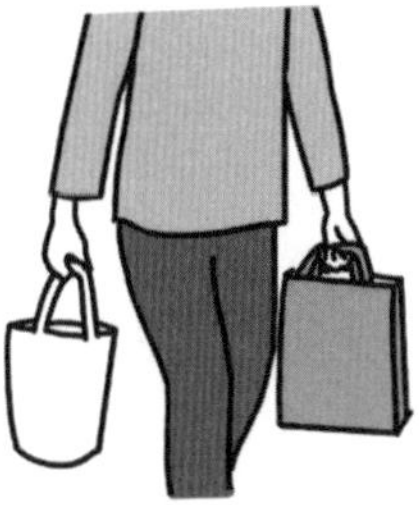

●荷物や買い物袋を両手に均等に持って歩く

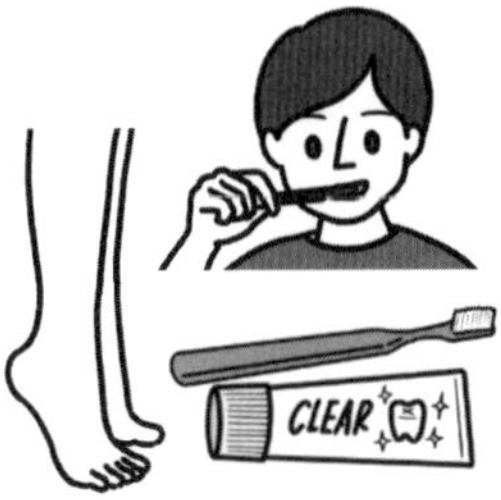

●歯を磨きながら、つま先立ちをする

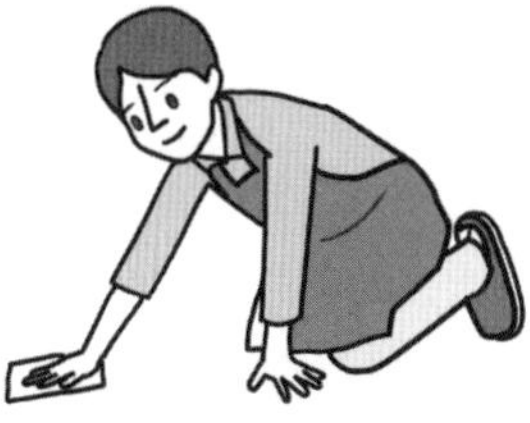

●家事でなるべくこまめに体を動かすようにする

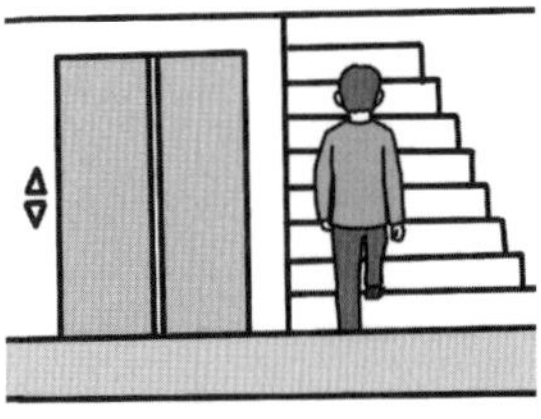

●エスカレーターやエレベーターの利用を控え、積極的に階段を使う

簡単で誰でもできる〈食後すぐの10分歩き〉は肥満や糖尿病を防ぎコレステロールも下げる

生活習慣病のいちばんの根本にある原因は「食べ過ぎ」と「運動不足」です。たくさん食べ過ぎて栄養が余分になり、運動をしないでその栄養をため込んでしまうために、それが体に害をして病気を起こしてしまうのです。この2つの原因をいっしょに取り除いてくれるのが、誰でも簡単にできる〈食後すぐの10分歩き〉です。これは、もともと糖尿病の人にすすめられているのですが、血糖値の改善だけではなく、肥満解消、高血圧の改善、コレステロールや中性脂肪の値が高い脂質異常症にも効果があるので、生活習慣病の心配のある人にはこれを始めて、持続してほしいものです。

では、なぜ食後すぐの運動がいいのでしょうか。食事をして、食物が胃腸で消化吸収されると、炭水化物が分解されてできたブドウ糖が血液中に入って、血糖値が上昇し始めます。すると、膵臓からインスリンというホルモンが分泌され、ブドウ糖は筋肉やその他の細胞に送り込まれてエネルギーとして消費されます。さらに余ったブドウ糖は脂肪細胞や肝臓に送られて蓄えられますが、これが過剰になると肥満を起こす原因になります。

健康な人であればインスリンの働きでふえたブドウ糖を処理し、1～2時間後には血糖値が

歩くときの姿勢と外で歩けないときの室内動作

歩くときには大股で、しっかりと腕を振るようにしましょう。外で歩けないときには、室内で立ったまま腕を振る運動や、椅子に座ったまま足をブラブラさせる運動を行います。

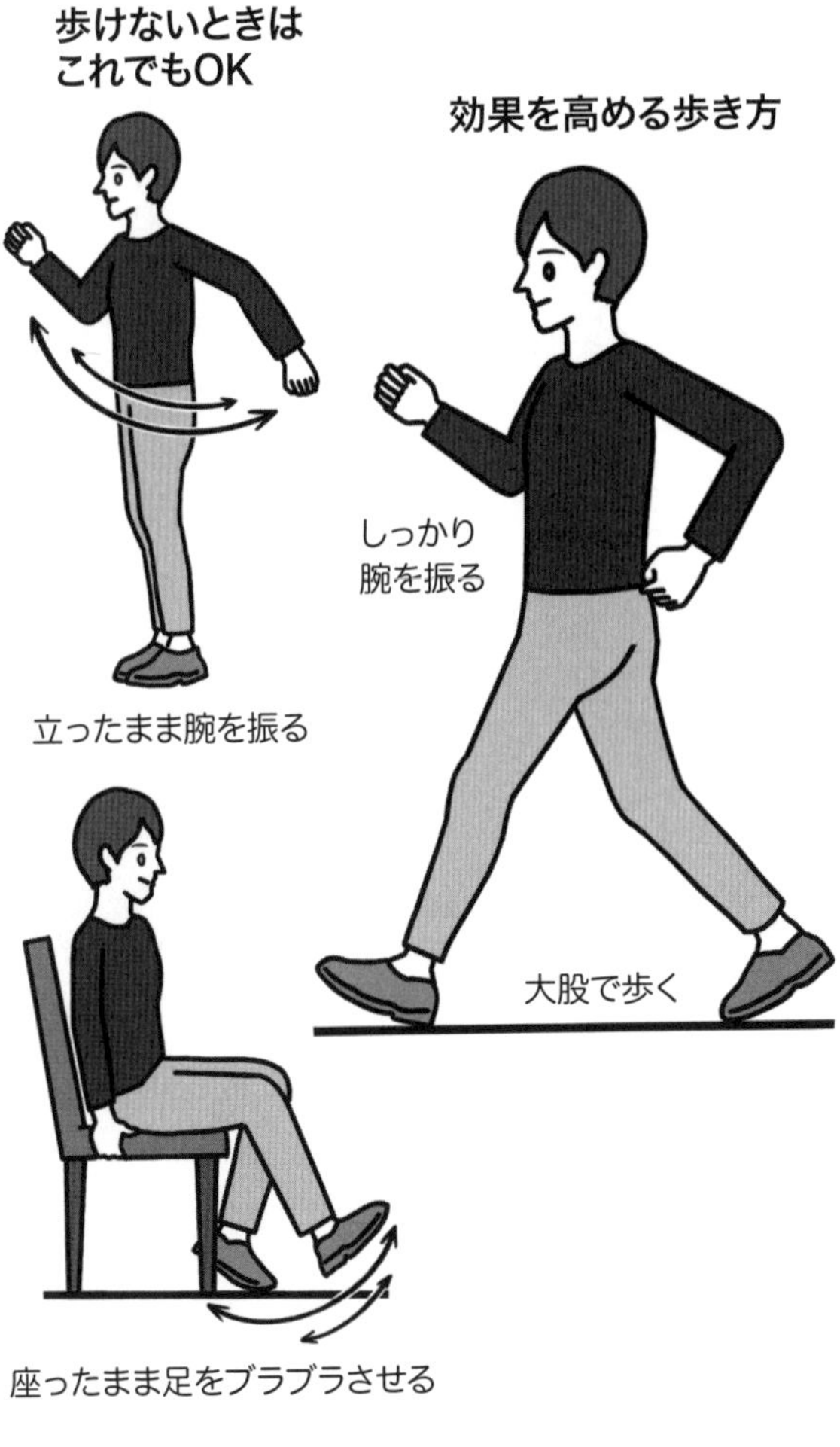
歩けないときは
これでもOK
立ったまま腕を振る
座ったまま足をブラブラさせる
効果を高める歩き方
しっかり
腕を振る
大股で歩く

１４０mg／dℓ（食後の2時間値）未満におさまります。しかし、インスリンの分泌が少なかったり、分泌されていても効き方が不十分だったり、食事で糖質をとり過ぎていたりすると、血糖値が下がりません。この状態が続くとインスリンの分泌機能が障害されて、処理できずに血液中に残るブドウ糖がふえてきます。血液中のブドウ糖が多い状態が持続すると、血管が炎症を起こしやすくなり、動脈硬化などの血管障害や腎機能障害などの重大なトラブルを招く危険が高まります。ちなみに、食後2時間の血糖値が２００mg／dℓを超えると糖尿病と診断されます。

糖尿病にならなくても、血液中のブドウ糖が多い状態が続くと、体にいろいろな害をもたらします。脂肪細胞や肝臓、内臓脂肪に中性脂肪がたまって肥満を引き起こします。中性脂肪はコレステロールをつくる材料になりますから、これがふえればコレステロールの産生も高まります。中性脂肪が増加すると脂質の代謝が悪くなり、善玉コレステロールのＨＤＬが減少します。高中性脂肪血症、高ＬＤＬコレステロール血症、低ＨＤＬコレステロール血症という3つの「脂質異常症」を起こしてしまいます。さらに、肥満はそれだけで血圧を上昇させますし、これらの脂質異常症があれば血管が障害されて動脈硬化がすすみ、高血圧をさらに進行させるのです。

このように、食後の高血糖の持続は、あらゆる生活習慣病の原因になります。これを予防することが生活習慣病の予防にとても重要なのです。そのためには、まず、食べ過ぎをしないこと、そして〈食後すぐの10分歩き〉が役立ちます。たとえば、朝食後、バスや自転車を使わずに駅まで10分歩く、ランチはわざわざ少し遠くのお店を選んで、食後10分は歩くようにするといいのです。歩くときには大股で、しっかりと腕を振る、つまりより筋肉を動かすことを意識するといいでしょう。「筋肉を動かす」と、「血液中のブドウ糖を細胞の中に取り込んで燃やす」ので、血糖を下げる効果があるのです。

「昼食は自宅で食べる」という主婦の人、「社員食堂で食べるから10分も歩けない」という人、「足が痛くて歩くのが難しい」という場合は、歩かなくても両腕を前後に振る運動を、食後10分程度行うだけでもかまいません。

さらに、〈食後すぐの10分歩き〉に〈食事の1〜2時間後に軽く体を動かす〉を加えるとより効果的です。糖尿病や糖尿病予備軍で、より血糖値が気になる人には、特におすすめです。運動の種類としては、もちろん、軽く歩くのがいいのですが、椅子に座ったまま、貧乏ゆすりのように足をブラブラ動かす、おなかを出したり引っ込めたりする腹筋運動をする、腕をグルグル回したり、腕を前後に振るだけでも十分効果があります。軽い運動でもよいので、少しずつでいいから、毎日続ける積み重ねが大切です。〈食後すぐの10分歩き〉に、できれば〈食事の1〜2時間後に軽く体を動かす〉を加えて、ぜひ毎日の習慣にしてください。

コレステロール値の改善にも大切。〈規則正しい睡眠〉の習慣を身につけよう

血液中のコレステロールを正常に保つには、質のよい睡眠を過不足なくとることが大切です。ところが、最近の日本人の生活は不規則になっていて、平均睡眠時間はここ50年足らずで約1時間も少なくなっています。

睡眠不足は脳の働きを低下させます。知的な思考をコントロールする大脳皮質の働きが低下しますから、いいアイディアが浮かばない、判断ミスをする、物忘れが多いなどで、仕事や勉強の能率が低下します。さらに、注意力が散漫になりミスがふえたり事故を起こしたりしますし、倫理的な抑制力も低下して、うその報告をしたり、ミスを隠したり、犯罪的なことをしでかすかもしれません。情緒的にも不安定になり、イライラしたり怒りっぽくなったりします。

動物的な身体的な働きをコントロールしているのは脳の中心にある脳幹部ですが、睡眠不足でこの部分の働きが低下すると、身体的な不調があらわれます。免疫力が低下しますから、風邪を引きやすくなるなど感染症がふえます。がんもふえて、男性の前立腺がんは1・36倍、女性の乳

がんは1・67倍、罹患率が高まるという報告もあります。

睡眠不足は肥満の原因になることがわかっています。睡眠時間が短い人は、食欲を抑制するレプチンというホルモンの分泌を減らし、食欲を増進させるグレリンというホルモンの分泌を促進します。このため食欲が増進して肥満を招くことになるのです。肥満というのは、中性脂肪が体にたまった状態ですから、血液検査でも中性脂肪の値が高くなります。中性脂肪はコレステロールをつくる材料になりますから、悪玉のＬＤＬが増加して、善玉のＨＤＬが減少します。肥満はさらに糖尿病や高血圧の重要な原因になります。

睡眠を誘発するホルモンにメラトニンがありますが、睡眠不足の人はこの分泌が少なくなります。メラトニンは眠りに作用するだけではなく、ある種のがんと関係のあるホルモンの分泌を抑制する作用があって、睡眠不足の人では乳がんや大腸がんのリスクが高くなるという報告もあります。メラトニンにはさらに高血圧や心臓発作、脳卒中を予防する働きもあり、ある報告によれば、睡眠時間6時間以下の人では高血圧の危険が3倍以上になり、睡眠時間4時間以下の女性は心臓病による死亡の危険が2倍になるといいます。

睡眠不足の害はあげていったらきりがありません。思いも寄らぬ病気の原因になっていることがあるのです。これを防ぐには、眠ることです。眠る以外に対策はありません。いろいろと事情があって十分な睡眠がとれないという方もいらっしゃるでしょうが、１６１ページの「睡眠障害対策12の指針」を参考にして、規則正しい睡眠の習慣を身につけるようにしてください。

日本人の睡眠時間が短くなっていることは「睡眠負債」の原因になっているといわれます。短時間の睡眠不足であれば、「寝不足で頭が重い」とか「ちょっとだるい」といったことで、まもなく回復します。しかし、短い時間の睡眠不足でも、これが積み重なってくると、ある日突然、思わぬ体調不良におそわれることがあるのです。これを借金の負債にたとえて「睡眠負債」と呼んでいます。睡眠負債の困ったところは、本人がそれに気づいていないことです。多少不足気味でも、ある程度の睡眠はとっているので、睡眠不足とは気づかないで、自分で自分を励ましたり、ビタミン剤を飲んだりして、頑張ってしまいます。それを繰り返しているうちに、重症な病気になったりするのです。朝すっきりと目覚められない、寝床に入って5分以内に眠ってしまう、午前中から眠くなる、よく物忘れをする、判断力が鈍る、イライラしたり怒りっぽくなるといったことが起こったら要注意です。睡眠時間が十分かどうかを考えてみて、もし不足気味であったら、睡眠負債を考えてみる必要があります。対策はまず、ゆっくり休養をとってたっぷり眠ることです。それでもよくならなかったら、医師の診察を受けるようにします。

いずれにせよ、健康を守るには、毎日の生活で、規則正しい睡眠を習慣づけることが大切です。

すこやかな眠りのために……睡眠障害対策12の指針

規則正しい睡眠の習慣を身につけるようにしましょう。

1 睡眠時間は人それぞれ、日中の眠気で困らなければ十分

・睡眠の長い人短い人がある、季節でも変化する、8時間にこだわらない
・歳をとると必要な睡眠時間は短くなる

2 刺激物は避け、眠る前には自分なりのリラックス法を

・就床前4時間のカフェイン摂取、就床前1時間の喫煙は避ける
・軽い読書、音楽、ぬるめの入浴、香り、筋弛緩トレーニング

3 眠くなってから床に就く、就床時刻にこだわりすぎない

・眠ろうとする意気込みが頭をさえさせ、寝つきを悪くする

4 毎日同じ時刻に起床

・早寝早起きでなく、早起きが早寝に通じる
・日曜に遅くまで寝床で過ごすと、月曜の朝がつらくなる

5 光の利用でよい睡眠

・目が覚めたら日光を取り入れ、体内時計をスイッチオン
・夜は明るすぎない照明を

6 規則正しい3度の食事、規則的な運動習慣

・朝食は心と体の目覚めに重要、夜食はごく軽く
・運動習慣は熟睡を推進

7 昼寝をするなら、午後3時前に20〜30分

・長い昼寝はかえってぼんやりのもと
・夕方以降の昼寝は夜の睡眠に悪影響

8 眠りが浅いときは、むしろ積極的に遅寝・早起き

・寝床で長く過ごしすぎると熟睡感が減る

9 睡眠中の激しいイビキ・呼吸停止や、足のぴくつき・ムズムズ感は要注意

・背景に睡眠の病気、専門治療が必要

10 十分に眠っても日中の眠気が強いときは専門医に

・長時間眠っても日中の眠気で仕事や学業に支障がある場合は専門医に相談
・車の運転に注意

11 睡眠薬代わりの寝酒は不眠のもと

・寝酒は深い睡眠を減らし、夜中に目覚める原因となる

12 睡眠薬は医師の指示で正しく使えば安全

・一定時刻に服用して就床
・アルコールと併用しない

厚生労働省　精神・神経疾患研究委託費「睡眠障害の診断・治療ガイドライン作成とその実証的研究班」平成13年度研究報告書より一部改変

毒にも薬にもなるアルコール。〈善玉コレステロールをふやす正しい飲酒法〉

酒は「百薬の長」とも「命を削る毒の水」ともいわれます。お酒すなわちアルコール飲料は、健康に役立つ薬ともなりますが、ひとつ間違えば、心身を傷つける毒ともなるため、健康上プラスになる飲み方を身につけていただきたいものです。

アルコールには善玉のＨＤＬコレステロールをふやす作用があります。ＨＤＬには血管内の余分なコレステロールを回収する働きがありますから、悪玉のＬＤＬコレステロールを減らし、血管を動脈硬化から守ってくれます。

アルコールには脳や神経の働きを抑制する作用があります。アルコールを飲むとまずマヒするのが、認識、記憶、思考、判断など高度な機能をつかさどる部分で、そのため、難しいことを考えたり、反省したり、抑制したりということから解放されて、心身ともにリラックスした状態になります。その結果、血管が拡張して血圧が下がり、血液を送り出している心臓の負担も軽くなります。

ただし、これは適量の飲酒の場合であって、それ以上のアルコールを飲むと、内臓の血管は逆に収縮して、血圧は上昇し心臓の拍動も速まります。リラックスとは逆のストレス状態になって

アルコールの1日の適量の目安

適量はビールなら500㎖(中びん1本)、日本酒なら180㎖(1合)、ワインなら200㎖(グラス2杯弱)、ウイスキーなら60㎖(ダブル1杯)、焼酎(25度)なら100㎖(グラス½杯)です。

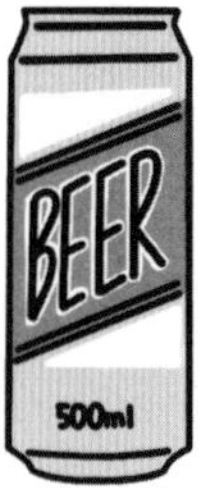

ビール缶
ロング缶1本(500㎖)

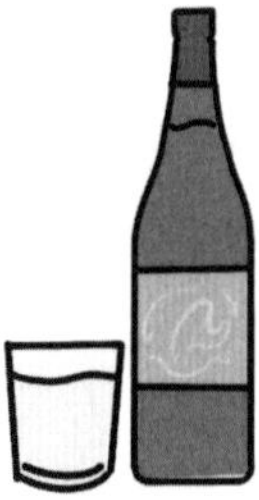

焼酎(25度)
グラス½杯(100㎖)

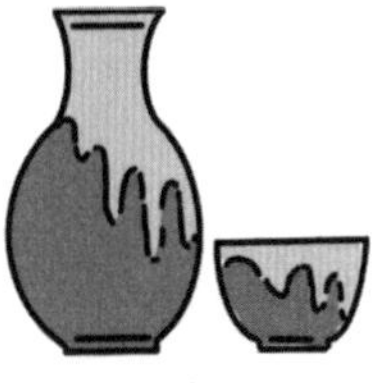

日本酒
1合(180㎖)

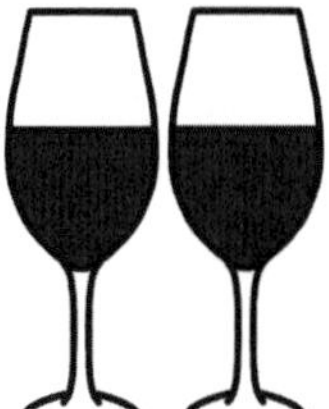

ワイン
グラス2杯弱(200㎖)

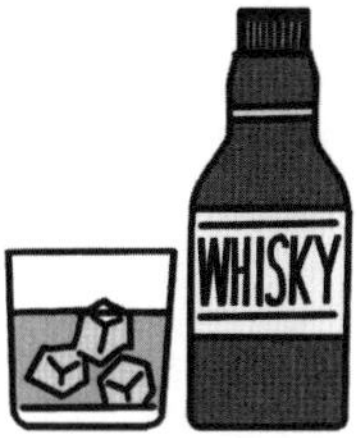

ウィスキー
ダブル1杯(60㎖)

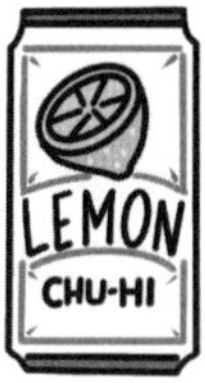

チューハイ(7%)
缶1本(350㎖)

しまいますから、適量を守ることが大切なのです。

かつてヨーロッパなどで行われた、飲食物と病気との関連を調べた疫学調査の中で、赤ワインをよく飲む人に、狭心症や心筋梗塞などの心臓病や、それが原因で死亡する人が少ないという研究報告がいくつも出されました。なかには心筋梗塞のリスクが50%も低くなるという報告もありました。それが報じられて、わが国でもちょっとした赤ワインブームが起こったことがあります。

その主たる要因は、赤ワインの赤い色素の中に含まれるポリフェノールの作用によるとされます。ポリフェノールには体内に生じる活性酸素の活動を抑える作用があり、活性酸素によって起こる、ＬＤＬコレステロールの酸化、血管壁の細胞の傷害、血液をどろどろにして固まりやすくするなど、動脈硬化をすすめる作用を防いでくれるのです。この一連の作用の中で、悪玉のＬＤＬを減らし、善玉のＨＤＬコレステロールをふやす作用もあります。

このように、赤ワインは心筋梗塞だけでなく脳梗塞やその他の動脈硬化から起こる病気の予防に役立つと考えられます。

とはいえ、これを大量に飲むのはいけません。アルコールによる害が大きくなってポリフェノールの効用を上回ってしまいます。赤ワインを飲むにしても、健康に役立つ食品のひとつとして、適量の範囲で楽しむようにしたいものです。

ステップ5

【最新治療】脂質異常症・動脈硬化を改善する最新医学

PART5

コレステロール値が高すぎる状態を脂質異常症といいます。脂質異常症は動脈硬化を進め、心臓病や脳卒中の原因となります。最新医学情報をもとに、コレステロール値が高いことがなぜ問題なのか、どのような治療を行うのかを解説します。

心臓病、脳卒中を引き起こす動脈硬化とはどのような状態か

動脈とは、心臓から勢いよく送り出される血液を全身に運ぶ役割を持つ血管で、本来は弾力性に富んでいます。ところが、長い間使われ続けているうちに老化し、しだいに弾力性を失い、かたくもろくなっていきます。これが動脈硬化です。

動脈硬化を起こし、傷ついた血管壁から、酸化して変性したＬＤＬコレステロールが入って蓄積し、血管のこぶをつくります。この血管のこぶをプラークといい、プラークが破裂して血栓ができ、動脈を塞いでしまうのです。

動脈硬化は全身に重大な病気を引き起こします。

脳血管で起こる病気が脳梗塞（脳の血管が詰まり、その先の脳細胞が死んでしまう病気）や脳出血（血管が破れ、脳の中で出血する病気）です。心臓の細胞に酸素と栄養を供給する冠動脈が動脈硬化を起こすと狭心症（血管が狭窄して血液が不足し、胸が痛く苦しくなる）や心筋梗塞（酸素不足で心筋が壊死する）になります。また、大動脈瘤や閉塞性動脈硬化症なども起こります。

動脈硬化からこうして狭心症、心筋梗塞へと進む

コレステロールのこぶ(プラーク)は何十年もかけてつくられ、破裂してしまうと、たった数十秒で心筋梗塞を起こしてしまいます。

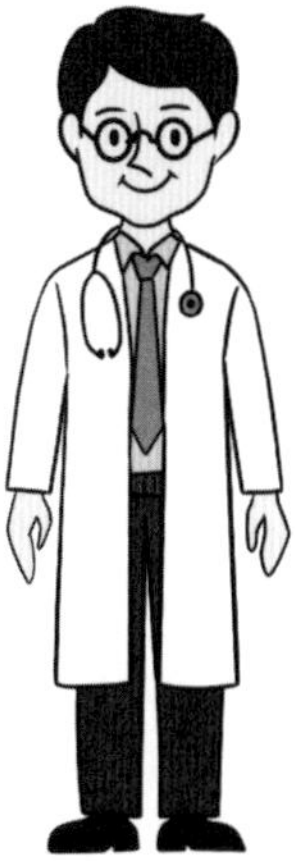

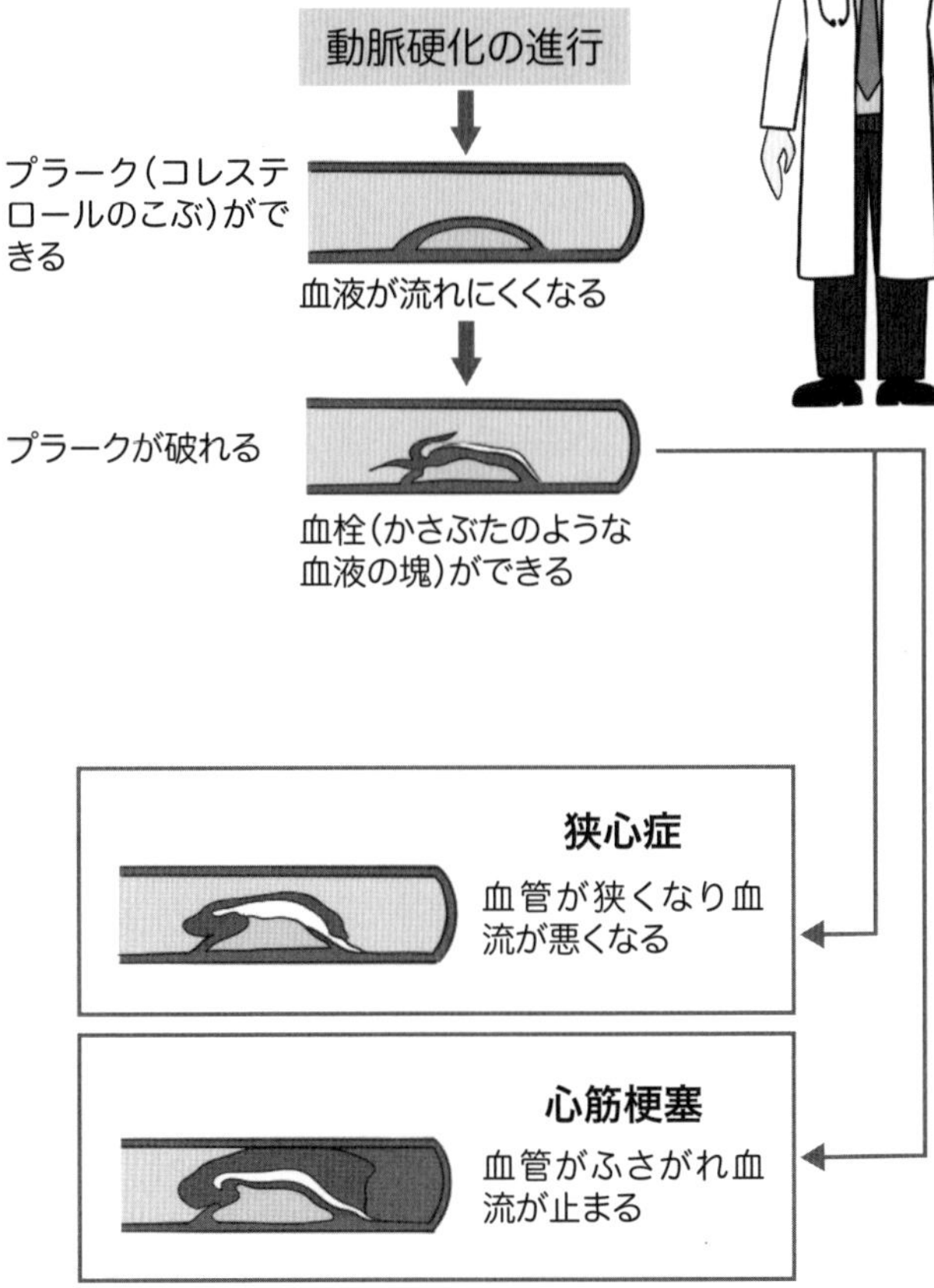
動脈硬化の進行
プラーク(コレステロールのこぶ)ができる
血液が流れにくくなる
プラークが破れる
血栓(かさぶたのような血液の塊)ができる
狭心症
血管が狭くなり血流が悪くなる
心筋梗塞
血管がふさがれ血流が止まる

動脈硬化はどのようにして起こるのか

図の左側に示してあるのが「正常な動脈」で、図の真ん中に示しているのが動脈硬化が始まりだしたころの動脈の様子、そして右側に示してあるのがプラーク（コレステロールのこぶ）が破裂し、血栓（血の塊）がつくられる様子です。

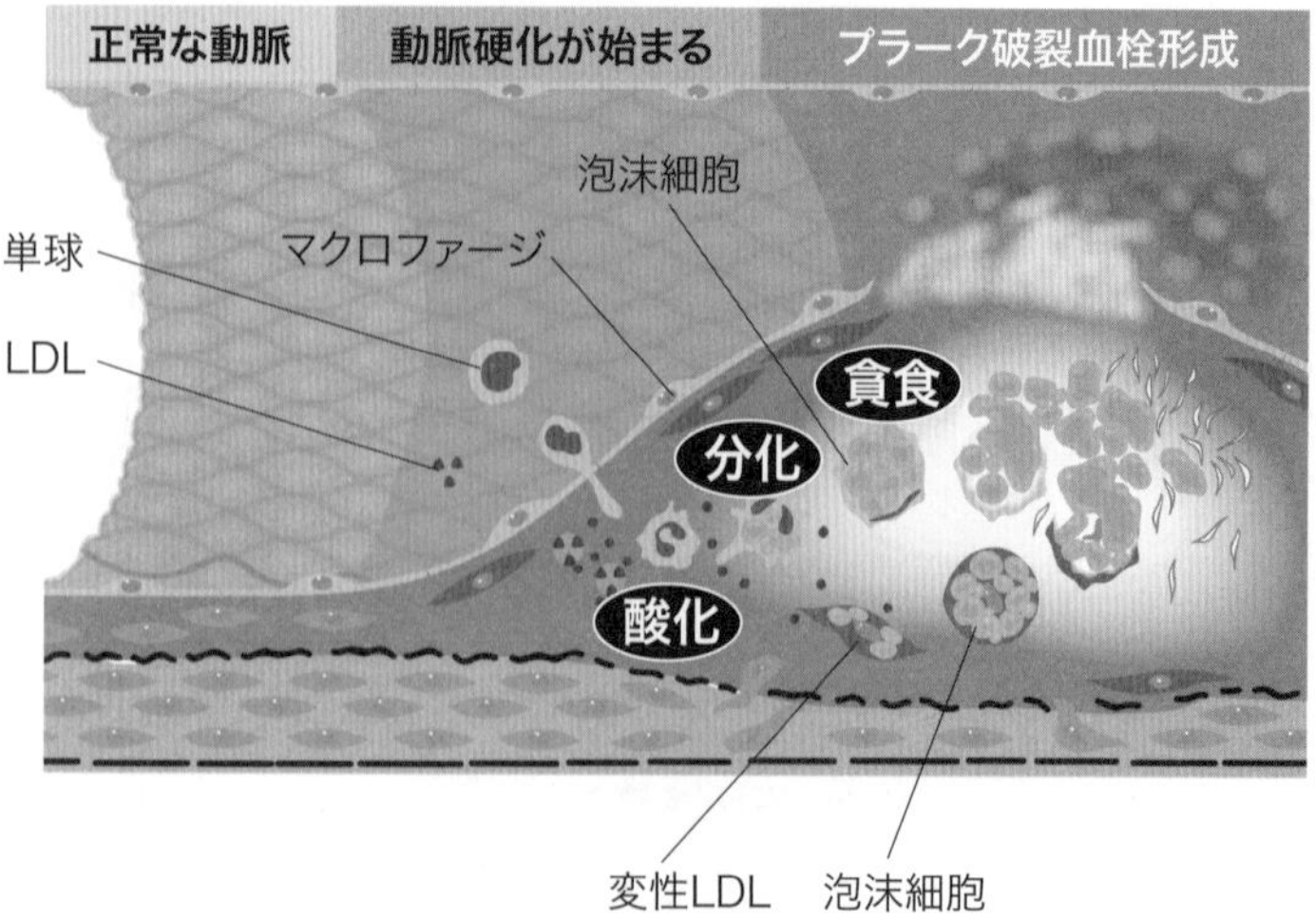

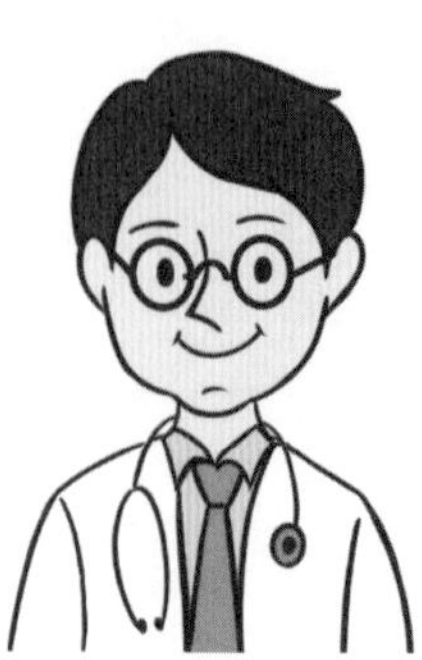

動脈硬化はどのように進行するのか

動脈硬化は①傷ついた血管の壁から、酸化し変性したＬＤＬコレステロールが蓄積し、②プラーク（こぶ）をつくり、③カルシウムが沈着化して石灰化し、④プラークが破裂し、⑤血栓ができ動脈を塞いでしまいます。

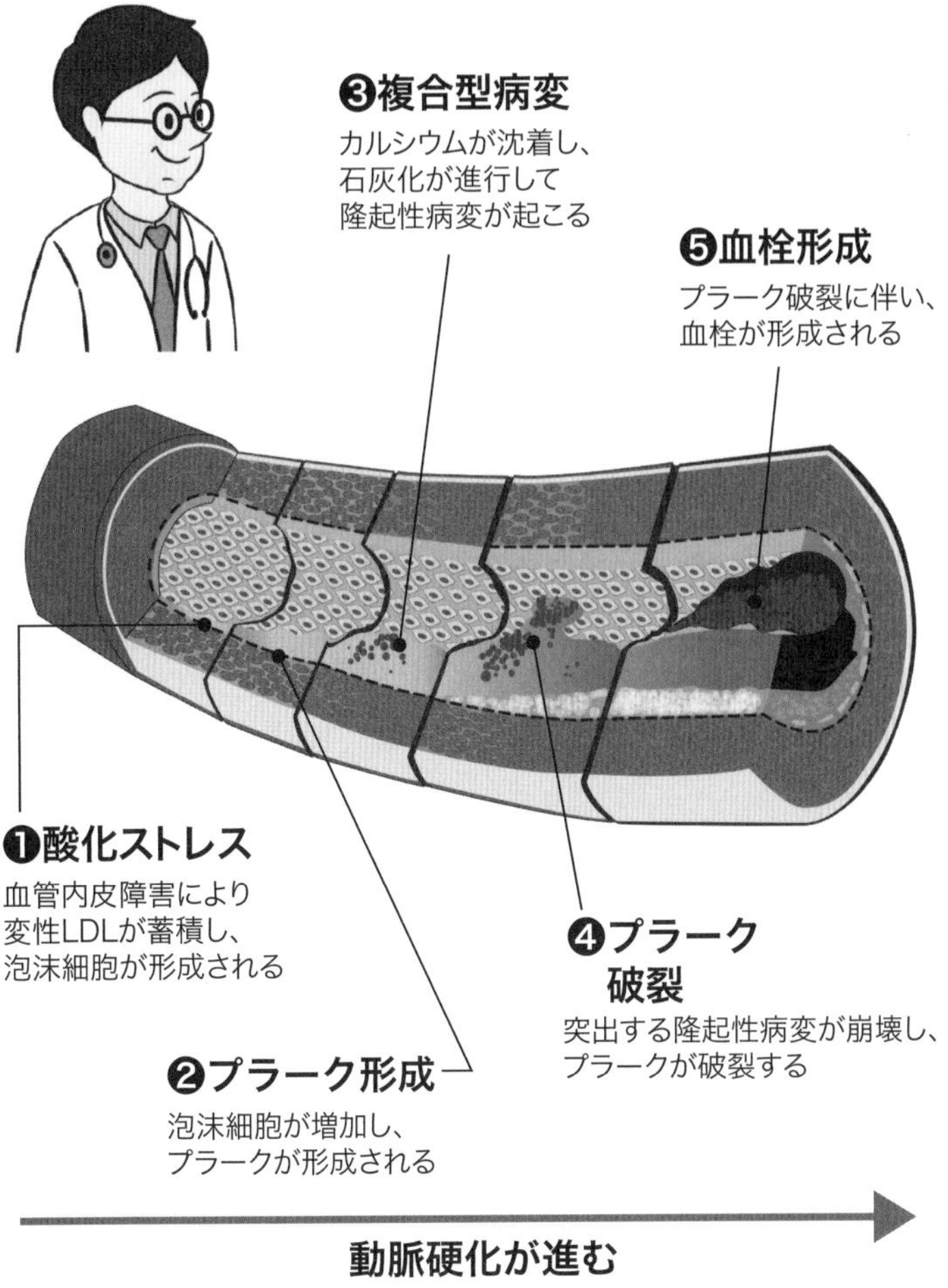

❸複合型病変
カルシウムが沈着し、石灰化が進行して隆起性病変が起こる
❺血栓形成
プラーク破裂に伴い、血栓が形成される
❶酸化ストレス
血管内皮障害により変性LDLが蓄積し、泡沫細胞が形成される
❹プラーク破裂
突出する隆起性病変が崩壊し、プラークが破裂する
❷プラーク形成
泡沫細胞が増加し、プラークが形成される
動脈硬化が進む

動脈硬化によって引き起こされるこれだけの病気

動脈硬化によって引き起こされる病気は、これだけ多くあります。脳から足に至るまで全身に重大な病気をもたらします。

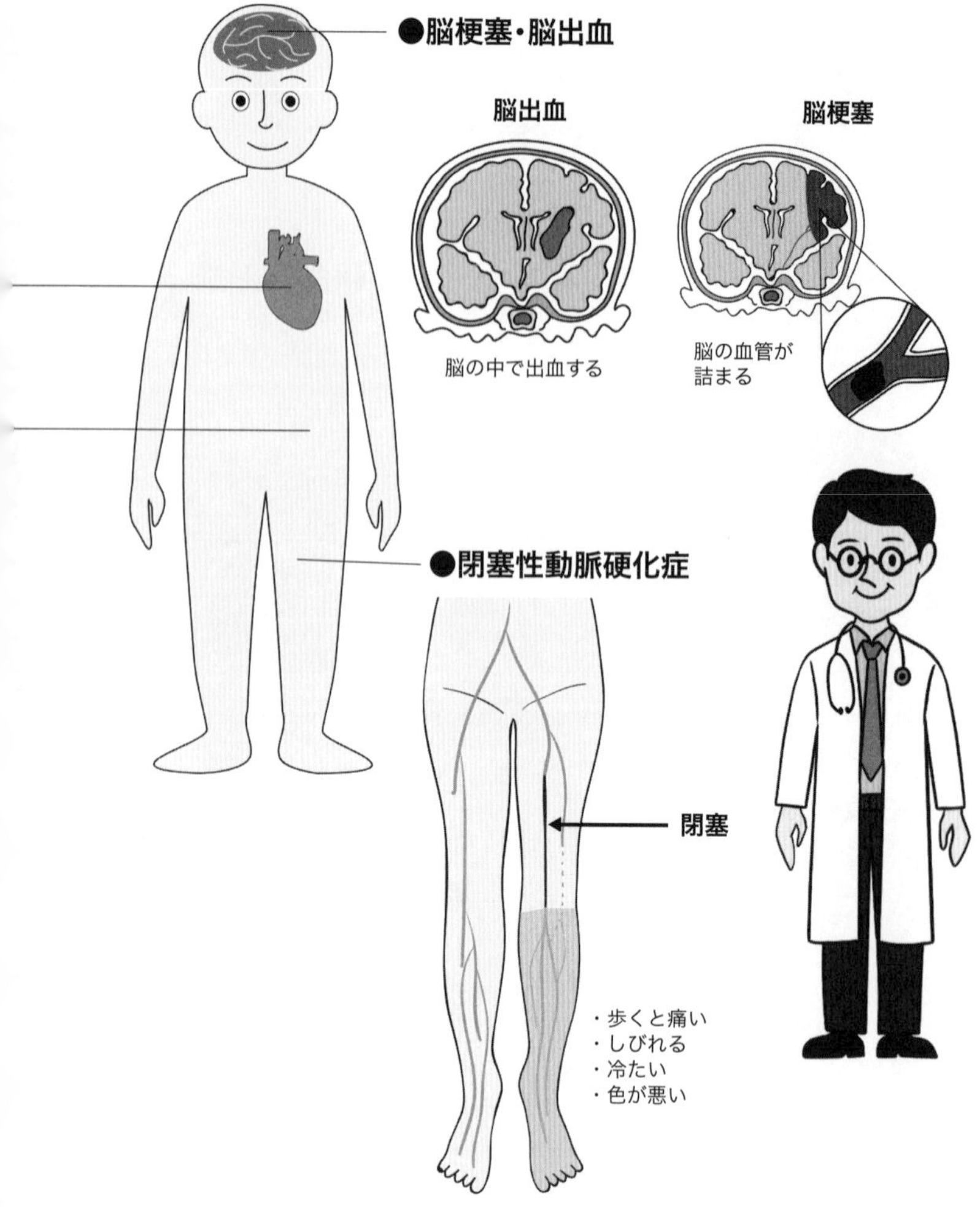

●狭心症・心筋梗塞

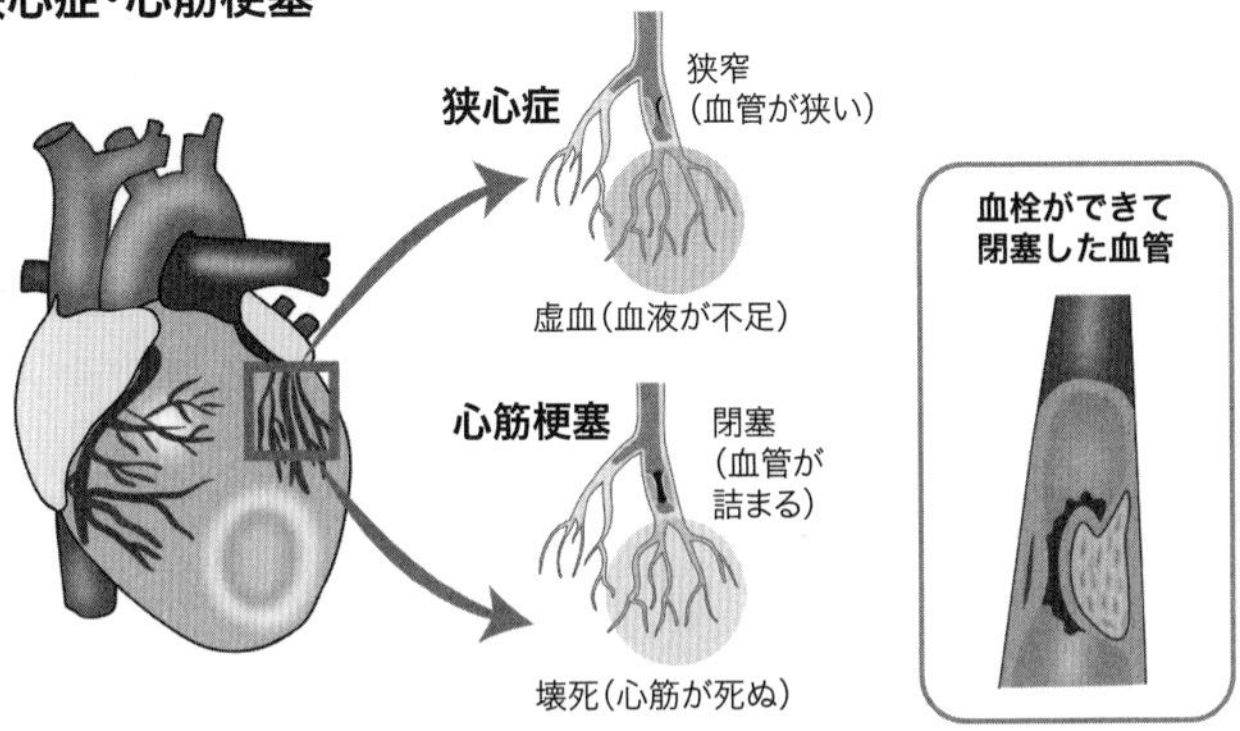

どちらも心臓の筋肉に血液を送っている冠動脈に異常が起こる病気だが、狭心症は冠動脈が狭くなった状態。階段を上るなど心臓に負荷がかかると心臓の筋肉が血液不足に陥って胸が苦しくなるが、体を休めると症状はなくなる。一方、心筋梗塞は冠動脈が完全に詰まってしまった状態。血液が供給されなくなるために、心臓の筋肉がしだいに壊死する。

●大動脈瘤・解離性大動脈瘤

〈できやすい部位〉

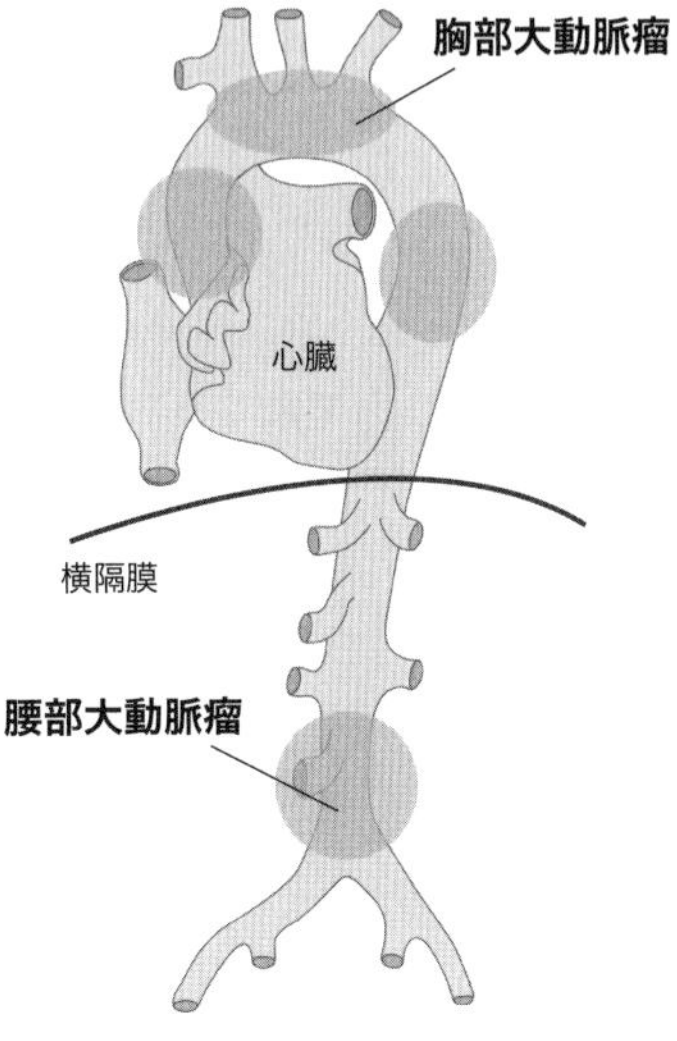

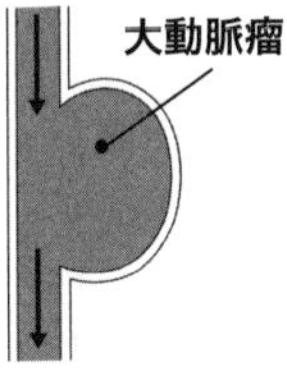

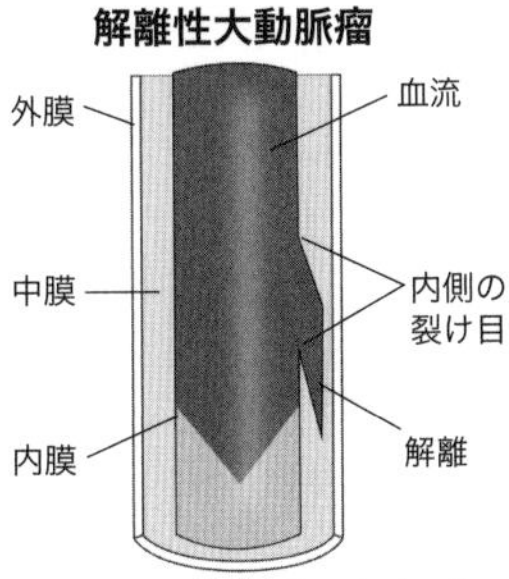

解離性大動脈瘤とは、血管の内膜と外膜の間の中膜が裂けて、隙間に血液が流れ込んだ状態をさす。

ＬＤＬコレステロールや中性脂肪が多い状態が「脂質異常症」

毎年行う健康診断や人間ドックで、あなたは、コレステロール値、なかでも「ＬＤＬコレステロール値」が高かったり、「中性脂肪値」が高いと指摘されたことはないでしょうか。

１７３ページに、動脈硬化に関連するコレステロール、血圧、中性脂肪の検査項目の基準値（正常値）を示しました。このうち、「悪玉」とされるＬＤＬコレステロールや中性脂肪が高い状態を「脂質異常症」といいます。脂質異常症と診断される基準は、「高ＬＤＬコレステロール血症」の場合はＬＤＬコレステロール値が１４０㎎／dℓ以上、「低ＨＤＬコレステロール血症」の場合はＨＤＬコレステロール値が40㎎／dℓ未満、「高トリグリセライド血症」は中性脂肪（トリグリセライド）が１５０㎎／dℓ以上の場合です。

脂質異常症の患者は全国で２０６・2万人（２０１４年厚生労働省調べ）もいます。脂質異常症が疑われる人は年齢が高くなるにつれてふえるとともに、女性は男性の2・5倍にもなります。

他の病気を持っていないかどうかを調べ、きちんと管理する必要があります。

コレステロール、中性脂肪、血圧の基準値（正常値）

コレステロール、中性脂肪、血圧の基準値（正常値）は以下の通りです。なかでもLDLコレステロールと中性脂肪の値が高いと脂質異常症と診断されます。

コレステロール

総コレステロール（TC・T-Cho）
HDLコレステロール（HDL-C）
LDLコレステロール（LDL-C）

基準値

総コレステロール		150〜219mg/dℓ
HDL	男性	40〜86mg/dℓ
	女性	40〜96mg/dℓ
LDL		70〜139mg/dℓ

中性脂肪

（トリグリセライド＝TG）

基準値	50〜149mg/dℓ

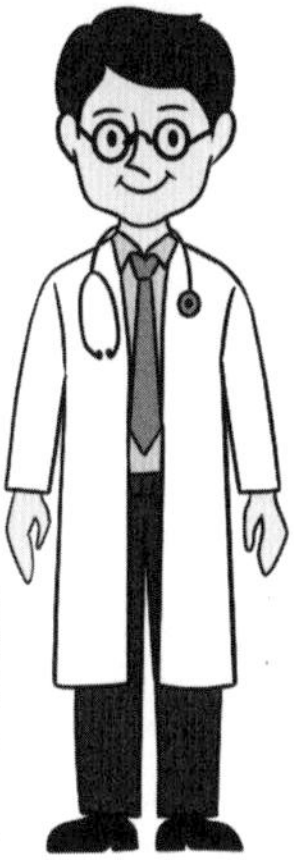

血圧測定

基準値	収縮期血圧（最大血圧）		拡張期血圧（最小血圧）
至適血圧	120mmHg未満	かつ	80mmHg未満
正常血圧	120〜129mmHg	かつ/または	80〜84mmHg
正常高値血圧	130〜139mmHg	かつ/または	85〜89mmHg
Ⅰ度高血圧	140〜159mmHg	かつ/または	90〜99mmHg
Ⅱ度高血圧	160〜179mmHg	かつ/または	100〜109mmHg
Ⅲ度高血圧	180mmHg以上	かつ/または	110mmHg以上
（孤立性）収縮期高血圧	140mmHg以上	かつ	90mmHg未満

（2014年　日本高血圧学会）

低血圧	100mmHg以下

※（孤立性）収縮期高血圧とは、収縮期血圧だけが高くなる高血圧のタイプ。

LDL（悪玉）コレステロール値の求め方

LDLコレステロール値は、血液から直接測定するか、総コレステロール値を測定し、その値と、HDLコレステロール値、中性脂肪値をあわせて使って下に示した計算式で算出します。

LDLコレステロール値 ＝ 総コレステロール値 － HDLコレステロール値 － 中性脂肪値 ×0.2

※ただし、この計算式は中性脂肪値が400㎜/dℓ未満、空腹時採血の場合に限ります。

日本動脈硬化学会　動脈硬化性疾患予防ガイドライン2012年版

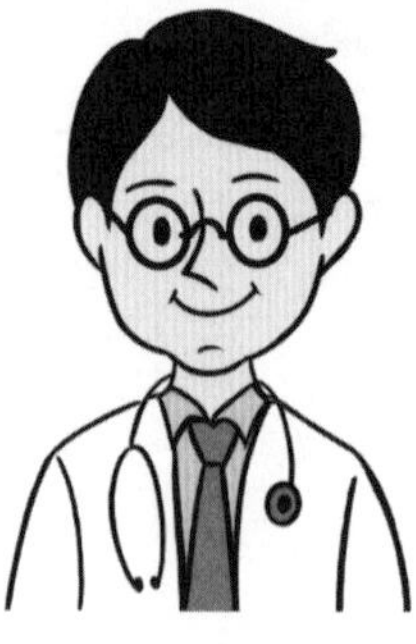

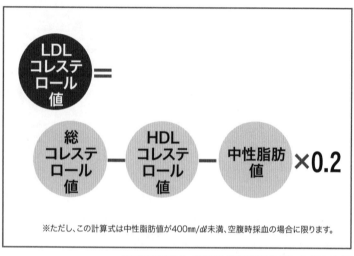

脂質異常症の診断基準

脂質異常症とはLDLコレステロールや中性脂肪が多い状態のことをいい、診断基準により3つのタイプに分けられます。

LDLコレステロールや中性脂肪が多い状態
――脂質異常症――

脂質異常症の診断基準(空腹時採血)

高LDLコレステロール血症

LDLコレステロール	140mg/dℓ以上

低HDLコレステロール血症

HDLコレステロール	40mg/dℓ未満

高トリグリセライド血症

中性脂肪 (トリグリセライド)	150mg/dℓ以上

日本動脈硬化学会　動脈硬化性疾患予防ガイドライン2012年版より

日本動脈硬化学会が示す脂質管理目標値

他の病気を持っているかどうかによって、LDLコレステロールをどの程度に管理しなければならないかの目標値が異なります。

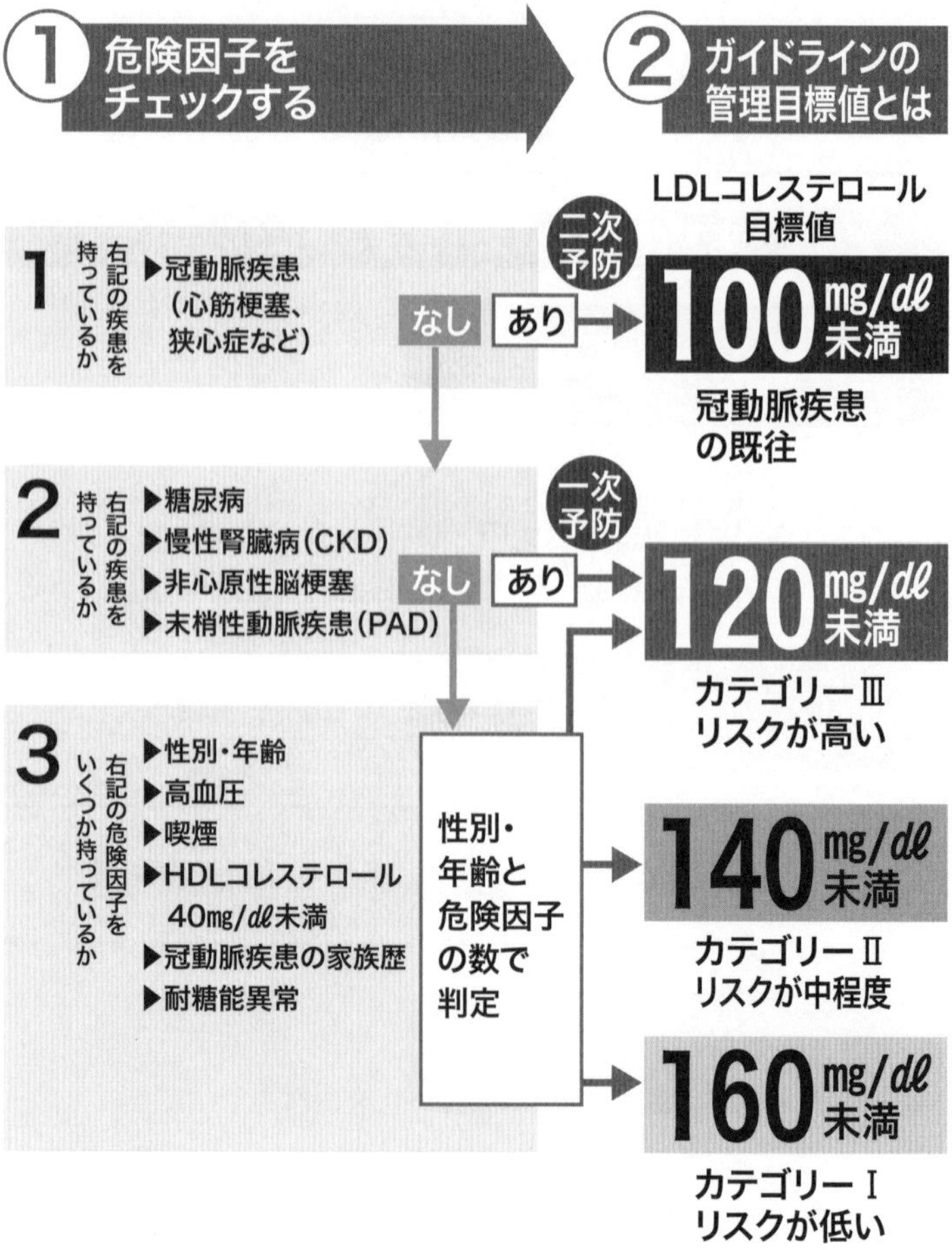

日本動脈硬化学会 動脈硬化性疾患予防ガイドライン2012版より改変

脂質異常症のタイプと原因

40歳以上の日本人の5人に1人が脂質異常症といわれています。その原因は。

悪玉が多い

高LDLコレステロール血症

LDLコレステロール140mg/dℓ以上

原因　コレステロールのとり過ぎ

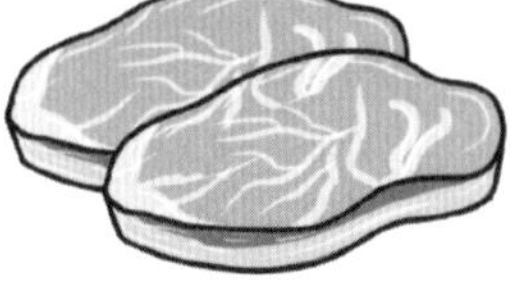

善玉が少ない

低HDLコレステロール血症

HDLコレステロール40mg/dℓ未満

原因　肥満や喫煙、運動不足

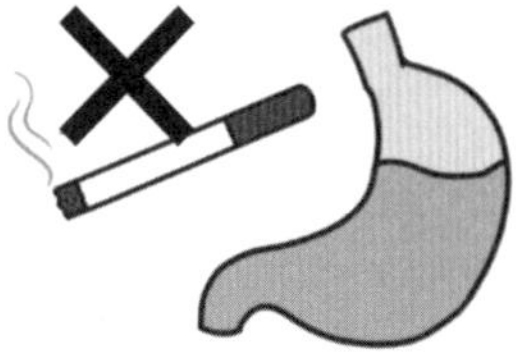

中性脂肪が多い

高トリグリセライド(TG)血症

トリグリセライド150mg/dℓ以上

原因　糖質、お酒、脂質のとり過ぎ

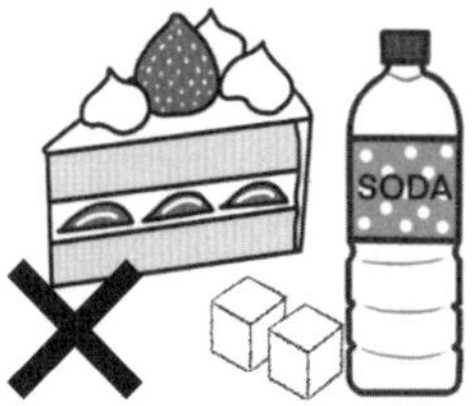

メタボリックシンドロームが危険だといわれる理由とは

40歳以上の男性の実に2人に1人、女性の5人に1人がメタボリックシンドロームかその予備軍だといわれています。

メタボリックシンドロームとは内臓脂肪症候群とも呼ばれます。

内臓脂肪症候群とは、腹囲が男性で85㎝以上、女性90㎝以上で内臓脂肪が蓄積されている状態であるとともに、中性脂肪が高くＨＤＬコレステロールが低い、血圧が高い、血糖値が高いという項目のいずれか2つ以上が重なった状態をいいます（１８２ページ参照）。

また、１８０ページの図のように、メタボリックシンドロームのある人とない人では心血管病の発症率が大きく違います。

内臓脂肪型肥満の状態を放っておくと、肥満、高血圧、脂質異常症、糖尿病などの生活習慣病が進行し、心筋梗塞や脳梗塞、神経障害・網膜症・腎障害などの重大な病気を起こしかねません（１８３ページ参照）。

40～74歳の男性2人に1人、女性5人に1人がメタボリックシンドローム！

40～74歳の男性の2人に1人（強く疑われる人28.6%＋予備軍25.1%）、女性は5人に1人（強く疑われる人12.3%＋予備軍8.0%）が、メタボリックシンドロームに注意しなければいけないという結果が出ています。

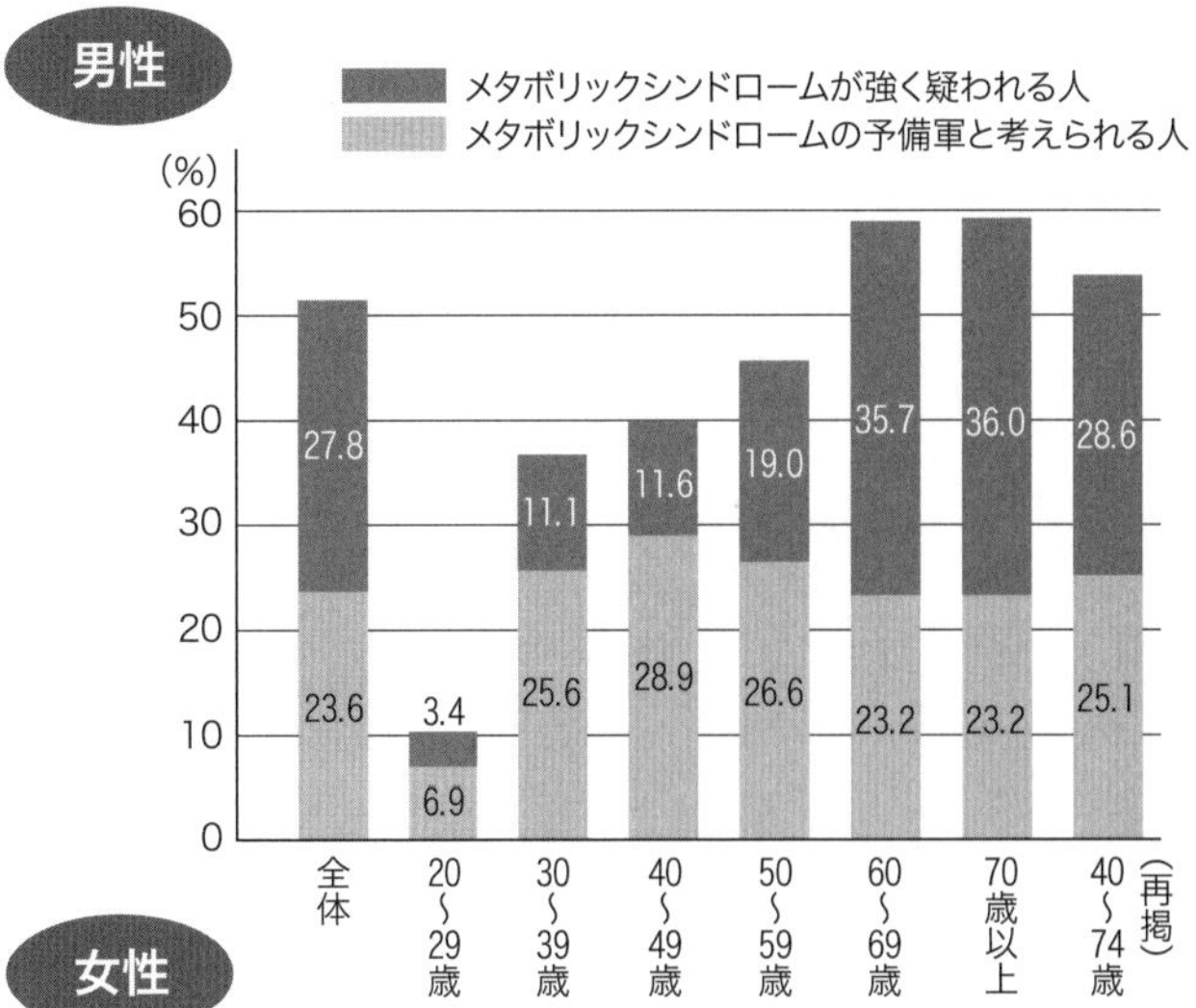

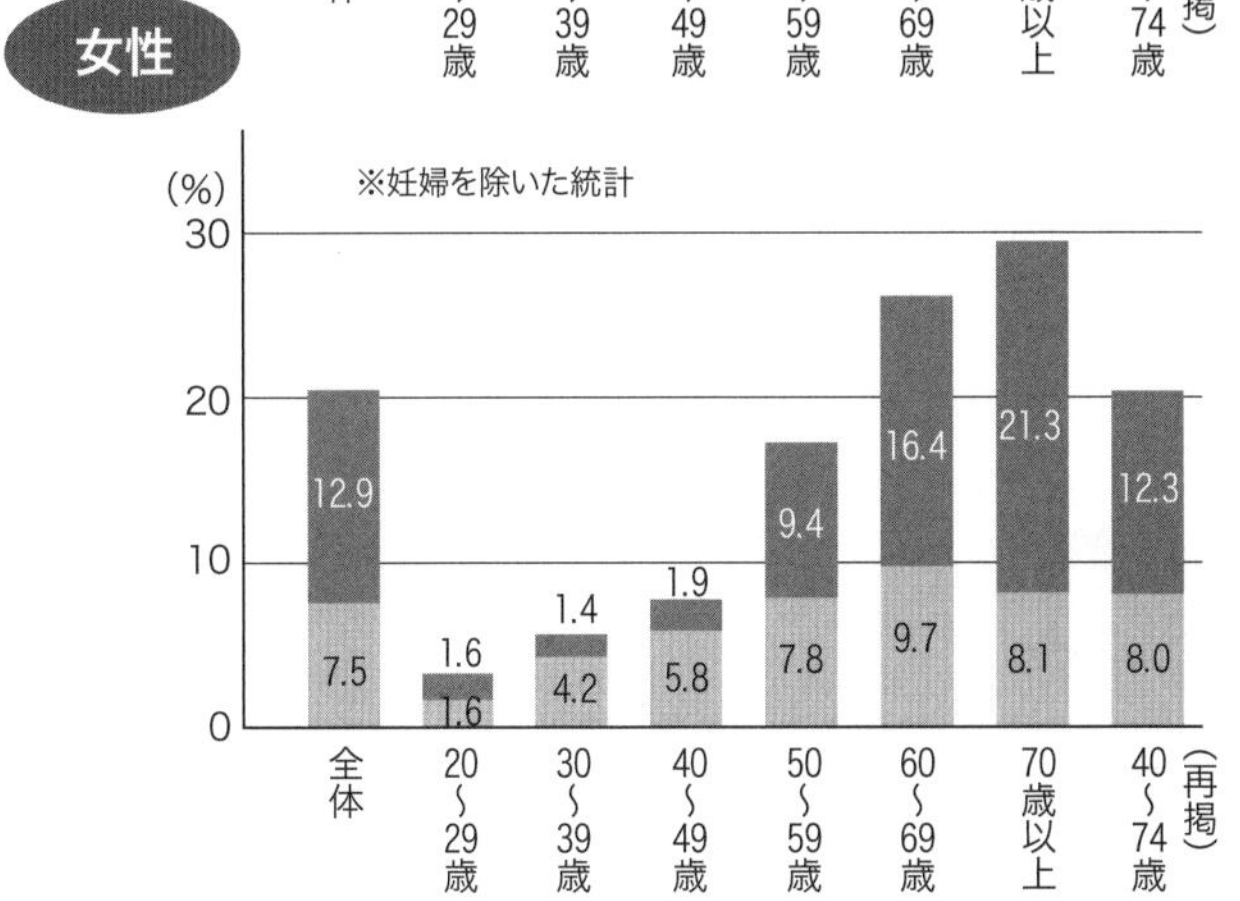

厚生労働省 国民健康・栄養調査報告 平成29年

メタボリックシンドロームの人は心血管病の発症率が高い

メタボリックシンドロームで、きちんと治療を受けていない人は、メタボリックシンドロームのない人に比べて心血管病の発症率が大きく高まります。

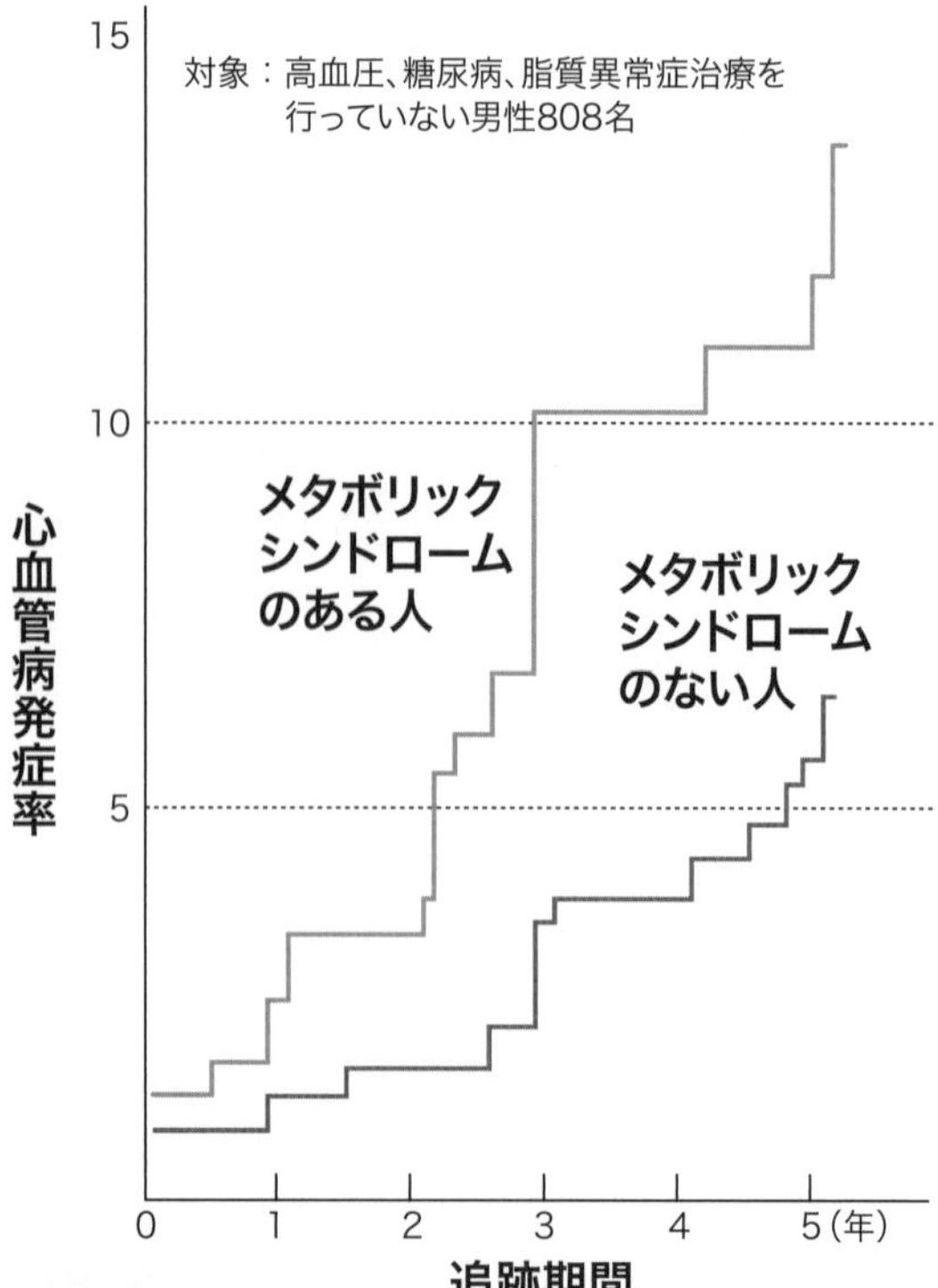

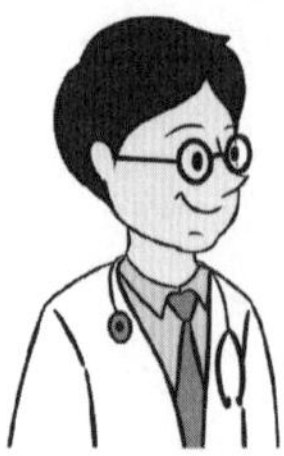

端野・壮瞥町研究：日本臨牀.　Vol,62,No6,Page.1053.2004

皮下脂肪型と内臓脂肪型の肥満

肥満には「皮下脂肪型」（洋ナシ型）と「内臓脂肪型」（リンゴ型）がある。洋ナシ型は女性に多く、リンゴ型は男性に多い。

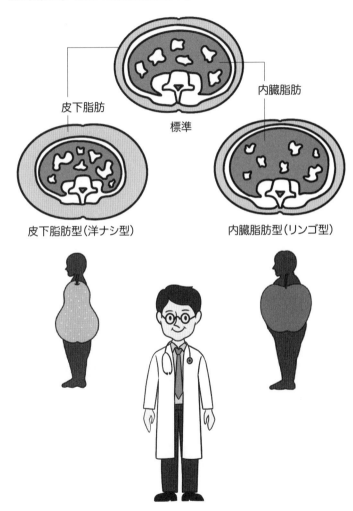

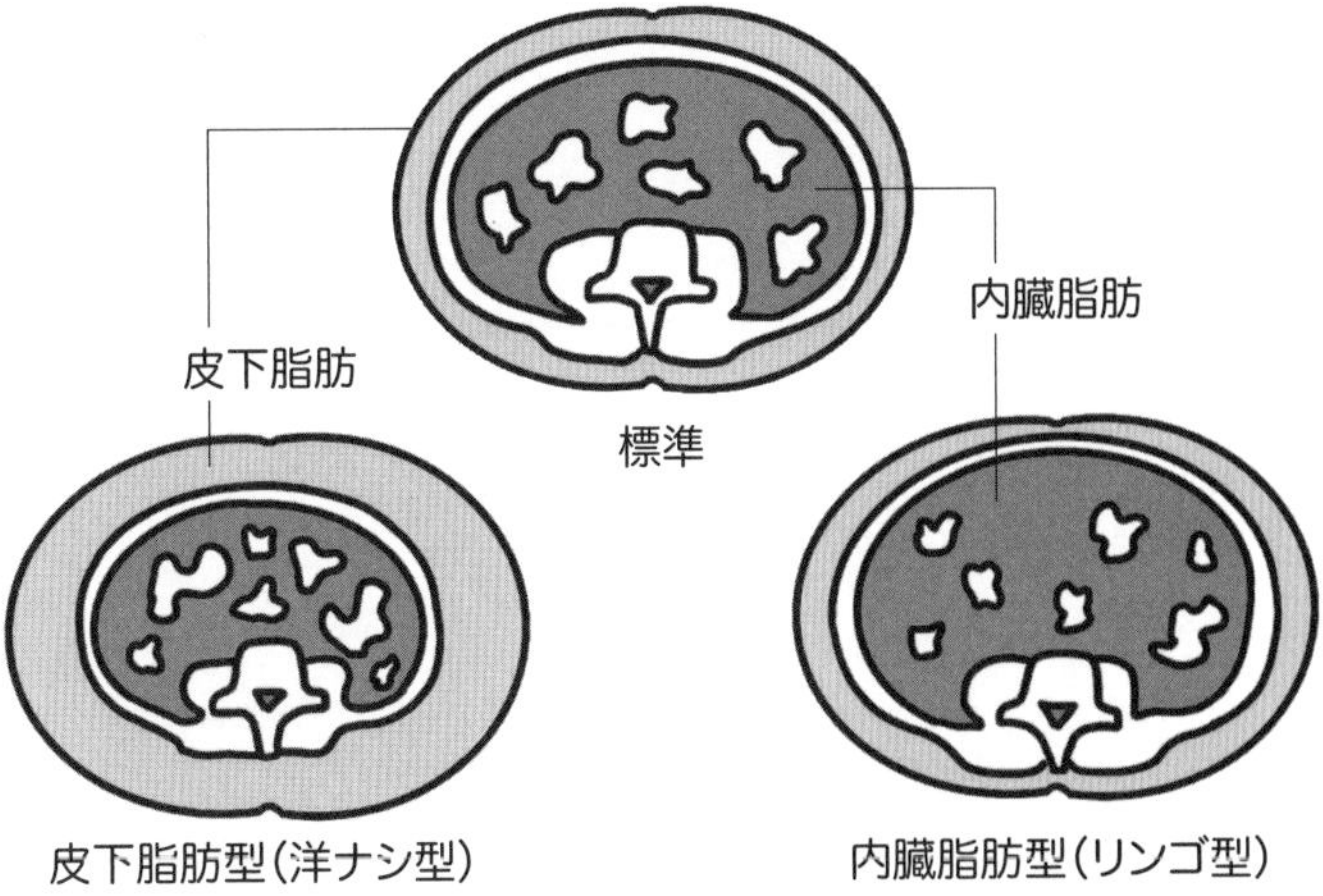

メタボリックシンドロームの診断基準

へそまわりが男性85㎝、女性90㎝以上で、「中性脂肪値が高い・HDLコレステロール値が低い」「血圧が高い」「血糖値が高い」のうち2つ以上重なるとメタボリックシンドロームと診断されます。

内臓脂肪型肥満

腹囲（へそまわり）
男性85㎝以上、女性90㎝以上
（腹部CT検査の内臓脂肪面積が100㎠以上に相当）

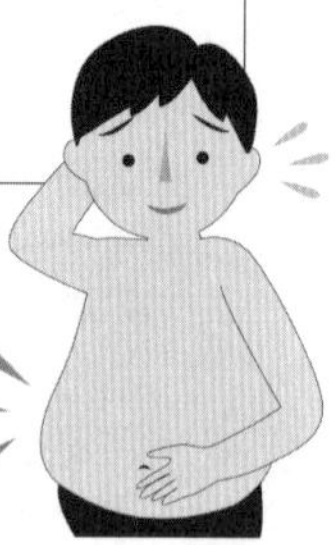

＋

3つのうち2つ以上の異常

中性脂肪値が高い・HDLコレステロール値が低い	血圧が高い	血糖値が高い
中性脂肪：150㎎/dℓ以上 HDL ：40㎎/dℓ未満 のいずれかまたは両方	最高（収縮期）血圧： 130㎜Hg以上 最低（拡張期）血圧： 85㎜Hg以上 のいずれかまたは両方	空腹時血糖値： 110㎎/dℓ以上
↓	↓	↓
脂質異常症	高血圧 （一歩手前の状態）	糖尿病 （一歩手前の状態）

↓

メタボリックシンドローム

生活習慣の乱れがさまざまな病気の元凶

内臓脂肪型肥満の人は、生活習慣を改めないとさまざまな病気を引き起こしてしまいます。

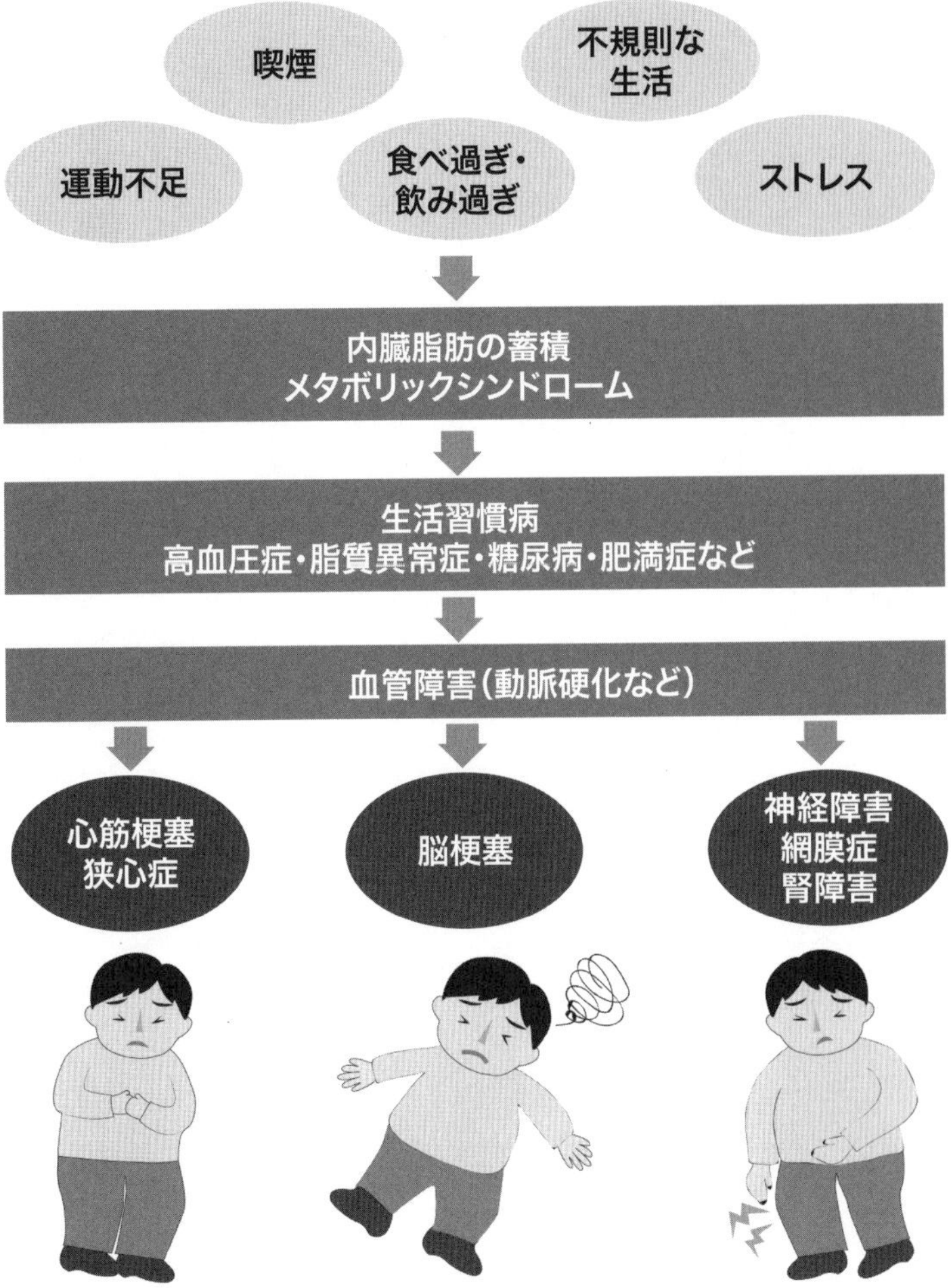

動脈硬化の最新治療とは

コレステロール値や中性脂肪値の高い脂質異常症の治療は、185ページに示す治療方針の原則に沿って行われます。

食事や運動など生活習慣の改善を行い、それでもコレステロール値や中性脂肪値が改善しない場合に、薬物療法が行われるようになります。

ただし、冠動脈疾患がすでにある人には、直ちに薬物療法が検討されます。

病院では動脈硬化があるかどうかを調べるために、186ページの検査が行われます。

また、動脈硬化の主な治療法を187ページにまとめました。

まず、過食を抑えて標準体重を維持し、肉の脂身などの過剰な摂取を控えて魚・大豆などの摂取を心がけるといった食事療法や、運動療法を行います。それでも改善しなかったり、すでに冠動脈疾患がある方には、LDLコレステロールを下げる薬や、主に中性脂肪（トリグリセライド／TG）を下げる薬が処方されます（188～189ページ）。

脂質異常症の治療方針

コレステロール値や中性脂肪値の高い状態である脂質異常症の治療方針の原則。LDLコレステロール値や中性脂肪値をどれだけ下げるべきかの目標が示してあります。

治療方針の原則	管理区分	脂質管理目標値(mg/dℓ)			
		LDL-C	HDL-C	TG	nonHDL-C
一次予防 まず生活習慣病の改善を行った後、薬物療法の適用を考慮する	カテゴリーⅠ	<160			<190
	カテゴリーⅡ	<140			<170
	カテゴリーⅢ	<120	≧40	<150	<150
二次予防 生活習慣の是正とともに薬物治療を考慮する	冠動脈疾患の既往	<100			<130

- これらの値はあくまでも到達努力目標である。
- LDL-Cは20～30%の低下を目標とすることも考慮する。
- nonHDL-Cの管理目標は、高TG血症の場合にLCL-Cの管理目標を達成したのちの二次目標である。TGが400mg/dℓ以上および食後採血の場合は、nonHDLを用いる。
- いずれのカテゴリーにおいても管理目標達成の規範はあくまでも生活習慣の改善である。
- カテゴリーⅠにおける薬物療法の適用を考慮するLDL-Cの基準は180mg/dℓ以上とする。

病院で行う動脈硬化の診断と検査方法

病院では動脈硬化があるかどうかを調べるために、次のような検査を行います。

■動脈硬化の危険因子の有無を調べる検査

病院では、動脈硬化の危険因子である「高血圧」「脂質異常症」「糖尿病」「高尿酸血症」の有無を調べるために、血圧測定や採血をして血液中のコレステロール値、中性脂肪値、血糖値、尿酸値を確認する。

■動脈硬化かどうかをみるためのくわしい検査

- ●心電図
- ●眼底検査

■血管の状態(厚さ・かたさ)を知る画像診断検査

- ●CT検査
- ●MRI検査
- ●超音波エコー検査

■血管の機能(かたさ)を知る精密検査

- ●ABI(足関節上腕血圧比)検査
- ●PWV(脈波伝播速度)検査
- ●FMD(血流依存性血管拡張反応)検査

■合併症を診断するくわしい精密検査

動脈硬化が進行すると、全身にさまざまな合併症が起こります。合併症の診断をするために次の検査も行います。

- ●血管造影検査
- ●血管内視鏡検査
- ●血管内超音波検査(IVUS)

動脈硬化の主な治療法

動脈硬化のある人は、まず食べ過ぎを防いで標準体重を維持し、肉の脂身などの過剰な摂取を控えて魚・大豆などを食べるなどの食事療法とともに運動療法を行い、それでも改善しなかった場合に薬物療法を行います。

■食事療法

- ●過食を抑え、標準体重を維持する
- ●肉の脂身、乳製品の過剰な摂取を控え、魚類、大豆類の摂取を心がける
- ●野菜、果物、未精製穀物、海藻の摂取をふやす
- ●食塩を多く含む食品の摂取を控える
- ●アルコールの過剰摂取を控える

■運動療法

- ●軽い有酸素運動を行う
- ●ウォーキングの目標は1日1万歩。週3～4回程度続ける

■薬物療法

- ●LDLコレステロール値が高い場合には、肝臓でのコレステロールの合成を抑制するスタチン系などの薬剤を使用する
- ●中性脂肪値が高い場合には、肝臓での中性脂肪の合成を抑制するフィブラート系薬などを使用する

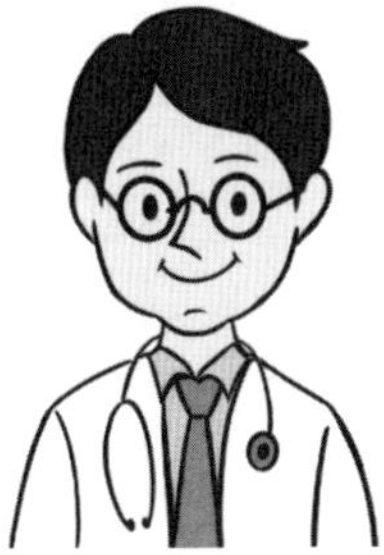

主としてLDLコレステロールを下げる薬

肝臓でコレステロールが合成されるのを防いだり、小腸からコレステロールが吸収されるのを防ぐ作用があります。

分　類	作　用
HMG-CoA 還元酵素阻害薬 （スタチン系薬剤）	肝臓でのコレステロールの 合成を抑制
陰イオン交換樹脂	腸内で胆汁酸と結合して 便として排泄
小腸コレステロール トランスポーター阻害薬	小腸でのコレステロール 吸収機構を阻害する

日本動脈硬化学会　動脈硬化性疾患予防ガイドライン2012年版より改変

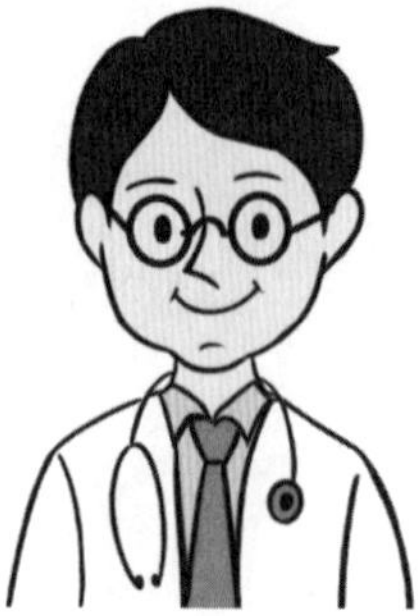

主としてトリグリセライド(中性脂肪/TG)を下げる薬

肝臓で中性脂肪が合成されたり、末梢脂肪組織での脂肪分解を防いで遊離脂肪酸の肝臓への流入を減少させる結果、中性脂肪値を下げる働きがあります。

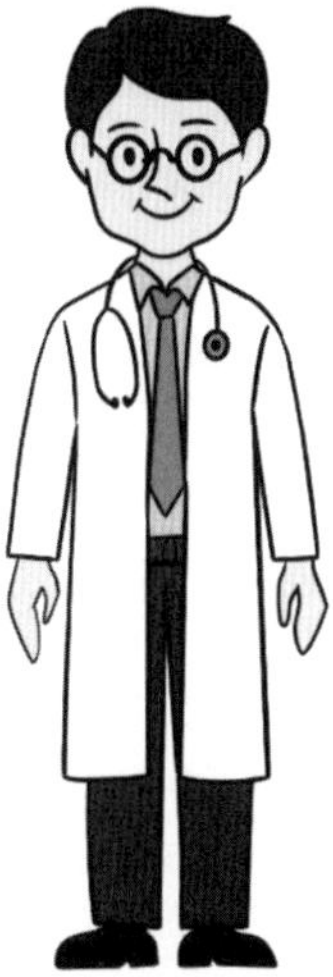

分　類	作　用
フィブラート系薬	肝臓での中性脂肪の 合成を抑制
ニコチン酸誘導体	末梢脂肪組織から脂肪酸の 動員抑制 胆汁酸の排泄促進
EPA	肝臓での中性脂肪の 合成を抑制

日本動脈硬化学会　動脈硬化性疾患予防ガイドライン2012年版より改変

索引

あ行

か行

さ行

★本書で紹介しているものの効果のあらわれ方は、個人によって差があります。これらの方法で体にアレルギーや異常があらわれた場合は、ただちに中止してください。
★現在、治療を受けている場合は、担当の医師とよくご相談ください。

◆著者

板倉弘重（東京アスボクリニック名誉理事長　医学博士）

◆レシピ指導（五十音順）

岩﨑啓子（管理栄養士）
落合貴子（フードコーディネーター　栄養士）
落合　敏（栄養学博士）
金丸絵里加（管理栄養士　料理家）
検見﨑聡美（管理栄養士　料理研究家）
堀　知佐子（管理栄養士　「ル・リール」オーナー）

新装版《しんそうばん》　高脂血症博士《こうしけっしょうはかせ》ズバリおすすめ!
[板倉式《いたくらしき》] 薬《くすり》を使《つか》わず LDL(悪玉《あくだま》)コレステロール・
中性脂肪《ちゅうせいしぼう》を自力《じりき》で下《さ》げる食《た》べ方《かた》実践《じっせん》ガイド

2023年10月31日　第1刷発行

著　者　板倉弘重《いたくらひろしげ》
発行者　平野健一
発行所　株式会社主婦の友社
〒141-0021　東京都品川区上大崎3-1-1 目黒セントラルスクエア
電話03-5280-7537（内容・不良品等のお問い合わせ）
049-259-1236（販売）
印刷所　大日本印刷株式会社

ISBN978-4-07-455960-2

■本のご注文は、お近くの書店または主婦の友社コールセンター（電話0120-916-892）まで。
*お問い合わせ受付時間　月～金（祝日を除く）　10:00～16:00
*個人のお客さまからのよくある質問のご案内　https://shufunotomo.co.jp/faq/

※本書は2021年刊行の『[板倉式]自力で善玉コレステロールを上げて悪玉コレステロールを下げる方法』を改題、カバー・表紙デザインを変更したもので、内容は変わりません。